Tania Konnerth

Von der Seele schreiben

Dieses Buch widme ich meiner Oma,
die mich zum Schreiben brachte,
und Frau Liebig, die mich ermutigte,
dabei zu bleiben.

Tania Konnerth

Von der Seele schreiben

Auf Entdeckungsreise zu mir selbst

HERDER

FREIBURG · BASEL · WIEN

MIX
Papier aus verantwortungsvollen Quellen
FSC® C005833
www.fsc.org

www.herder.de

Umschlaggestaltung: Designbüro Gestaltungssaal
Umschlagmotive: © Designbüro Gestaltungssaal

Satz: Layoutsatz Kendlinger Mediendesign
Herstellung: Těšínská Tiskárna AG, Český Těšín

Printed in the Czech Republic
ISBN 978-3-451-31576-3

Inhalt

Von der Seele schreiben – ein Vorwort

„Schreiben heißt finden, was in dir lebt.“
Rutger Kopland

Von der Seele schreiben – als mir dieser Titel für ein neues Buch vorgeschlagen wurde, jubelte ich und sagte sofort zu. Das Schreiben über sich selbst, das ist *mein* Thema! Wie oft habe ich mir schon etwas von der Seele geschrieben, wie oft konnte ich mich durch das Schreiben befreien und wie vieles wurde mir durch das Schreiben klarer. Eine Menge von dem, was ich erst nur für mich selbst schrieb, konnte ich später in Artikeln, Büchern und Gedichten verarbeiten und so auch andere Menschen damit bereichern.

Ich schreibe schon, solange ich denken kann. Als Kind bekam ich von meiner Oma ein Tagebuch geschenkt, ein grünes, denn Grün war damals meine Lieblingsfarbe. Es hatte eine goldene Schnittkante, und es gab einen kleinen goldenen Schlüssel für ein winziges Schloss. Seit diesem Tag ist das Schreiben mein treuer Begleiter geworden und ich habe ungezählte Tagebücher, Blöcke und Dateien gefüllt. Das Schreiben hat mich durch schöne und durch dunkle Zeiten begleitet, und ich habe aus dem Schreiben meinen Beruf gemacht.

Ich schreibe Bücher, betreibe mehrere Blogs, entwickele Selbstlernkurse, coache im Schreiben und habe Schreibkurse zu verschiedenen Themen veranstaltet. In diesen Kursen konnte ich schon viele Menschen dafür begeistern, das Schreiben auch für sich zu entdecken.

Das Schreiben und ich – das gehört zusammen. Und mit diesem Buch möchte ich Ihnen einen Weg zeigen, wie das Schreiben auch Teil Ihres Lebens werden kann. Viele, die sich von mir zum Schreiben verlocken lassen haben, melden mir bis heute zurück, wie wichtig und wertvoll ihnen das Schreiben geworden ist, und das freut mich sehr!

Von der Seele schreiben – das hat einen ganz wundervollen Doppelklang für mich: Einmal geht es darum, sich durch das Schreiben zu erleichtern, sich zu befreien, Ballast abzuwerfen und etwas verarbeiten zu können, vielleicht, um es besser zu verstehen, vielleicht auch, um es loszulassen. Es steckt aber noch eine zweite Ebene darin. Nämlich die, statt unseres Verstandes unsere Seele sprechen zu lassen, sich also auf das Abenteuer einzulassen, aus den Tiefen unseres ganz eigenen Seins mit dem Schreiben zu beginnen.

Mit diesem Buch werden Sie erleben, wie vielfältig sich das Schreiben nutzen lässt.
Freuen Sie sich auf das, was Sie entdecken werden!
Ihre Tania Konnerth

Worum es in diesem Buch geht

Es gibt etliche Bücher, die zum autobiografischen Schreiben anleiten, und es gibt viele, die mit Schreibmethoden arbeiten, um z. B. zu mehr Kreativität oder Selbsterkenntnis zu gelangen. Das vorliegende Buch will deshalb keine weitere Anleitung sein und auch kein Programm bieten. Ich präsentiere Ihnen vielmehr meine ganz persönliche, reich gefüllte Schatzkiste an Ideen, Anregungen, Übungen und Methoden, mit denen ich das Schreiben auf vielfältigste Weise für mich selbst nutze. Damit möchte ich Ihnen Lust darauf machen, das Schreiben auch für sich auszuprobieren, um herauszufinden, welche Geschenke es für Sie bereithält.

Aber über das eigene Leben schreiben – ist das nicht vor allem Berühmtheiten vorbehalten? Schauspielern, die auf eine bewegte Karriere zurückschauen? Schriftstellern, die ihr ganzes Leben geschrieben haben? Oder klugen Köpfen wie Wissenschaftlern und Philosophen, die viel zu sagen haben? Und schreiben – kann ich das überhaupt? Wo ich doch noch nie wirklich etwas geschrieben habe? In der Schule hat mir Deutsch schon Spaß gemacht, aber ich und schreiben? Tja, und wozu soll ich das eigentlich tun? Als ob ich nicht genug zu tun hätte! Wann soll ich dafür Zeit finden? Und worüber soll ich denn schreiben? Wirklich spannend ist mein Leben ja auch nicht gerade ...

Vielleicht gehen Ihnen solche und ähnliche Gedanken durch den Kopf. Vielleicht können Sie es aber auch kaum erwarten, loszulegen, denn Sie wissen oder ahnen zumindest, dass das Schreiben genau das Richtige für Sie sein könnte. Vielleicht sind Sie gerade auf der Suche nach einem Sinn oder einer Richtung.

Vielleicht geht es Ihnen auch gerade rundum gut und Sie wünschen sich, diese Energie ausleben zu können. Vielleicht sind Sie in einer Umbruchphase oder auch in einer Sackgasse. Vielleicht sind Sie müde und erschöpft oder aufgedreht und quirlig. Vielleicht sind Sie schon etwas älter oder Sie sind noch ganz jung. Vielleicht blicken Sie auf Erfolge zurück, vielleicht auf ein Scheitern. Vielleicht haben Sie Kinder, vielleicht leben Sie allein.

Was auch immer es ist, das Sie mitbringen – alles darf sein, und vor allem: Alles darf sich ausdrücken. Denn darum geht es in diesem Buch: um Selbstausdruck. Es geht darum, Worte zu finden für sich, die eigenen Gefühle und das, was man erlebt. Es geht darum, auszusprechen und zuzuhören – sich selbst zuzuhören.

Es gibt für dieses Buch kein festgesetztes Ziel. Was Sie daraus machen, ist deshalb vollkommen offen. Vielleicht beginnen Sie, ein Tagebuch zu führen, vielleicht entdecken Sie die Lyrik für sich. Vielleicht finden Sie zu einem Dialog mit sich selbst oder Sie bringen Ihre Lebensgeschichte aufs Papier. Vielleicht beleuchten Sie einige Phasen Ihrer Vergangenheit, vielleicht konzentrieren Sie sich ganz auf das Jetzt oder Sie planen das, was kommen soll. Vielleicht auch all das zusammen. Das Einzige, was zählt, sind Sie selbst. Mit genau dem, was in Ihnen ist, was Ihnen guttut und was Sie möchten. Es geht um das Schreiben für sich selbst und um nichts anderes.

Mit welcher Motivation Sie auch immer zu diesem Buch greifen, ob Sie es geschenkt bekommen oder es sich selbst gekauft haben, ob Sie skeptisch sind oder ganz offen – ich möchte Sie an dieser Stelle abholen zu einer mehr als spannenden Reise.

Es geht um Sie!

Es wird eine Reise durch Ihr Leben werden und auch eine Reise zu Ihnen selbst. Wir werden Wörter und Sätze dazu nutzen,

Verborgenes zu entdecken und Bestehendes strahlen zu lassen. Wir werden auf den Flügeln von Schreibmethoden reisen und dem, was in uns ist, Ausdruck verleihen. Wir werden kleine und große Gefühle benennen, Alltäglichkeiten und Besonderes festhalten, Geschichten erzählen und Poesie erschaffen und vieles, vieles mehr.

Dabei ist es vollkommen unerheblich, welche Vorerfahrungen Sie haben. Sie starten einfach genau da, wo Sie ganz persönlich gerade stehen. Vielleicht haben Sie noch nie für sich geschrieben, vielleicht aber schreiben Sie schon lange und suchen nach neuen Impulsen oder stecken gerade in einer kreativen Schaffensblockade. Die Ideen und Methoden, die Sie hier kennenlernen, können viel in Ihnen bewegen, können Ihnen Neues über sich zeigen und bereits Vergessenes wieder aufleben lassen – und das unabhängig davon, ob Sie die Techniken nun schon kennen oder nicht. Ich greife auf all die vorgestellten Methoden selbst immer und immer wieder zurück und nutze sie für alle möglichen Bereiche in meinem Leben. Sie finden in diesem Buch auch ganz persönliche Beispiele, denn ich glaube, dass diese Texte am besten illustrieren, wie vielfältig Sie das Schreiben für sich selbst nutzen können. Wie ich schon sagte: Ich teile hier meine ganz persönliche Schatzkiste mit Ihnen.

Aber ich kann doch gar nicht schreiben …

Wann immer ich über das Schreiben rede, erlebe ich bei ganz vielen Menschen eine ähnliche Reaktion: Die meisten sind fasziniert vom Scheiben und würden es zu gerne selbst tun, aber genauso viele sagen auch sofort: Aber ich kann doch gar nicht schreiben! Dann antworte ich: Schreiben kann jeder! Und das meine ich so.

Über sich selbst zu schreiben stellt grundsätzlich keine Ansprüche oder Erwartungen und es braucht keine Voraussetzungen. Sie müssen also nichts können, nichts erfüllen und nichts erreichen. Ja, Sie lesen richtig: Es geht ausdrücklich *nicht* darum, „gut“ zu schreiben oder „richtig“ oder „mit einem guten Stil“. Leider sind sehr viele Menschen wesentlich von den Bewertungen im Deutschunterricht geprägt, in denen uns der Rotstift zeigte, was alles „falsch“ und „schlecht“ an unseren Texten war. Der „innere Kritiker“ ist beim Schreiben ähnlich stark am Werk, als wenn es ums Malen oder Zeichnen geht. Das ist schade, denn damit hemmen und blockieren wir uns oft massiv selbst.

Versuchen Sie bitte, sich von den Regeln und Vorgaben zu befreien, die Sie zum Schreiben im Kopf haben. Je freier Sie sich davon machen können, desto freier werden die Wörter fließen. Über sich selbst zu schreiben, ist einfach nur ein Weg, stellt Ihnen ein Reisemittel zur Verfügung, will Sie verlocken und verführen. Es fordert Sie vielleicht heraus und zeigt Ihnen Neues. Oder es bringt Ihnen Altes neu in Erinnerung und lässt Sie manches anders sehen. Es bringt Sie sich selbst nahe und lässt Sie sich selbst ausprobieren.

Beim autobiografischen Schreiben, wie ich es verstehe, geht es nicht um literarische Bewertungsmaßstäbe, nicht um Stilvorgaben oder Ausdrucksrichtlinien. Es geht um etwas ganz anderes: um Sie und um Ihre ganz eigene Stimme. Und die finden Sie nur, wenn Sie den Mut haben, tatsächlich zu schreiben.

Glauben Sie mir: Sie müssen wirklich nichts können für die Übungen in diesem Buch. Seien Sie einfach nur ein bisschen neugierig und offen. Dann werden Sie erleben, dass viel mehr in Ihnen steckt, als Sie ahnen.

Sind Sie bereit?

Um loszulegen, brauchen Sie nicht viel.

Sie brauchen Schreibmaterial

Sie sollten etwas Schreibmaterial parat haben, also am besten verschiedene Stifte und einige große Bögen Papier, dazu noch ein schönes Journal oder einen Schreibblock, ganz wie es Ihnen gefällt.

Tipp: Viele kaufen sich für ein solches Schreibprojekt ein besonders schönes Blankobuch. Wenn es aber zu wertvoll erscheint, kann das hemmen, auch wirklich hineinzuschreiben. Ich kann Ihnen jetzt schon versichern, dass Sie nicht nur in Schönschrift schreiben, sondern manchmal auch einfach nur schnell einige Wörter oder Einfälle aufkritzeln werden. Bitte wählen Sie deshalb ein Journal, in dem Sie sich das erlauben. Niemand außer Ihnen wird lesen, was Sie für sich schreiben, und es gibt keine Noten für Schönschrift.

Sie können natürlich auch den Computer nutzen, um die Übungen zu bearbeiten. Dabei ist aber wichtig zu wissen, dass das Schreiben mit der Hand oft eine ganz andere Wirkung hat als das Tippen auf der Tastatur. Ich empfehle Ihnen, ruhig beides auszuprobieren und dem nachzuspüren, was Ihnen für welche Themen oder Projekte mehr liegt. Meine Lyrik und persönlichen

Gedanken notiere ich zum Beispiel immer mit der Hand, während ich Blogbeiträge und meine Bücher am Rechner schreibe.

Kleine Portionen Zeit

Was Sie noch brauchen, ist Zeit – und genau das ist für viele Menschen ein heikler Punkt. Wer hat schon heute noch die Muße, sich für Stunden ins Schreiben zu versenken (auch wenn genau das ihm vielleicht sogar sehr gut tun würde)? Wie bei den meisten Menschen wird auch Ihr Terminkalender eher zu gut gefüllt sein. Aber oder auch gerade deshalb kann das Schreiben für Sie eine gute Möglichkeit sein, etwas für sich selbst zu tun. Denn tatsächlich brauchen Sie keine Stunden. Es können fünf Minuten ausreichen, um sich schreibend etwas näherzukommen! Ich werde Ihnen in diesem Buch genau solche Schreibanregungen geben, aber auch solche, die etwas mehr Zeit brauchen, damit Sie ganz nach Bedarf Zeitinseln schreibend füllen können.

Noch ein paar Tipps zu diesem Buch

Dieses Buch ist vor allem eines: gehaltvoll. Sie werden hier eine große Fülle von Anregungen und Übungen zum Schreiben über sich selbst finden. Manche sind leicht und unbeschwert, andere gehen tiefer, und manche wiegen auch etwas mehr.

Das Buch ist weniger dazu gedacht, es mit Tempo von vorne nach hinten durchzuarbeiten. Es ist vielmehr eine Art Reisebegleiter. Es öffnet die Türen zum autobiografischen Schreiben für Sie und nimmt Sie mit auf die spannende, aufregende und abenteuerliche Reise durch Ihr eigenes Leben und zu sich selbst. Das Buch macht Sie auf Themen und Techniken aufmerksam, die Sie bisher noch nicht kannten oder vielleicht aus den Augen verloren haben. Es will Sie ermutigen, anregen, verführen und einladen, und es wird sie durch die lichten und bunten Schreibmomente genauso begleiten, wie durch die eher dunklen.

Haben Sie bitte keine Angst vor dem, was Ihnen das Schreiben über sich selbst zeigen wird. Keine der vorgestellten Übungen ist eine manipulative, denn ich glaube nicht, dass wir die Schutzmechanismen unserer Psyche umgehen sollten. Sie weiß in den meisten Fällen sehr gut, was wir verarbeiten können und was vielleicht noch nicht. Manchmal wird das Blatt auch leer bleiben. Das ist nicht schlimm, sondern in diesem Moment dann einfach richtig.

Sie haben eine wahrhaft wundervolle Reise vor sich. Vertrauen Sie dem Prozess des Schreibens und vertrauen Sie sich selbst. Es geht hier nicht nur um *Ihr* Leben, sondern es geht auch um

Ihren Weg, Ihren ganz eigenen, persönlichen Schreibweg. Suchen Sie sich einfach die Übungen aus, die Sie ansprechen, und lassen Sie sich von den Themen dazu verlocken, sich immer mehr mit sich selbst zu befassen.

Bitte nur keinen Druck!

Schreiben zu wollen, kann einiges an Druck erzeugen. Dann nimmt man sich übel, dass man nicht vorankommt, nur „Blödsinn" schreibt oder nicht so dranbleibt, wie man das vorhatte.

Für berufliche Projekte ist die Fähigkeit, sich auch mal selbst anzutreiben, oft förderlich, nicht aber, wenn es um das Schreiben für sich selbst geht. Da ist Druck fehl am Platz. Sie sollen ja nicht schreiben, weil Sie glauben, das tun zu müssen, sondern das Schreiben sollte eher zu einem inneren Bedürfnis werden. Ich zwinge mich nie dazu, für mich selbst zu schreiben, weil das nichts bringt. Der Impuls, mich hinzusetzen und „ein bisschen zu schreiben" (so nenne ich das, wenn ich schriftlich meinen Gedanken und Gefühlen folge oder einfach nur notiere, was gerade in mir ist), kommt von ganz allein, weil es mir ein Bedürfnis ist. Manchmal mehrmals in der Woche, dann wieder für einige Wochen gar nicht.

Früher habe ich sehr regelmäßig Tagebuch geführt. Ich stellte aber fest, dass viele Einträge nichtssagend und oberflächlich blieben. Das lag daran, dass ich das Tagebuchschreiben an manchen Tagen wie eine lästige Hausaufgabe empfand, die ich zwar pflichtbewusst erfüllte, aber bei der mein Herz nicht beteiligt war. Bis mir irgendwann der Gedanke kam, dass es doch gar keinen Sinn macht, mich zum Schreiben zu bringen, wenn nichts zum Schreiben in mir ist oder ich nicht bereit bin, mich darauf einzulassen. Wem wollte ich damit denn etwas beweisen? Dieser Gedanke erleichterte mich enorm, und ich schrieb von da an nur noch dann für mich selbst, wenn ich wirklich schreiben wollte.

Damit möchte ich Sie ermutigen, das Schreiben ebenfalls ganz nach Ihren eigenen Bedürfnissen zu nutzen. Bei einigen Übungen schlage ich Ihnen vor, diese eine Zeit lang täglich zu wiederholen, aber das ist nur eine Anregung, keine Vorschrift! Noch einmal, weil es so wichtig ist: Es gibt kein Muss beim Schreiben über sich selbst, sondern nur Möglichkeiten. Sie entscheiden immer selbst.

Ich glaube, das Wichtigste beim Schreiben für sich selbst ist, sich klar zu machen, dass es hier ganz allein um Sie geht und um niemanden sonst (und damit auch um keine Erwartungen, Anforderungen oder Ansprüche von anderen). Sie müssen niemandem gefallen, niemanden beeindrucken und sind niemandem Rechenschaft schuldig.

Frei und spielerisch

So, wie nicht jeder Tag zum Schreiben geeignet ist, ist auch nicht jede Methode für jedes Thema passend und auch nicht jedes Thema jeden Tag bearbeitbar. Wenn Sie also mit einer von mir vorgeschlagenen Übung nicht weiterkommen, probieren Sie diese vielleicht einfach an einem anderen Tag aus oder nutzen Sie eine andere Methode für das Thema.

Es gibt auch bei den Methoden selbst keine unabänderlichen Regeln, sondern es handelt sich auch dabei um Vorschläge. Die dargestellten Methoden funktionieren in der beschriebenen Weise für viele Menschen gut, aber wenn Sie eine andere Idee haben und eine Technik anpassen oder umwandeln wollen, dann nur zu! Spielen Sie mit all den Möglichkeiten, die Sie haben. Nutzen Sie die Methode, die Ihnen spontan in den Sinn kommt, kombinieren Sie Techniken und erfinden Sie sie neu. Springen Sie nach Lust und Laune von Thema zu Thema, schreiben Sie mal hier, mal da.

Am Ende des Buches finden Sie eine Übersicht über die hilfreichsten Schreibmethoden, damit Sie diese jederzeit nachlesen und anwenden können, auch wenn sie in diesem Buch an der Stelle, an der Sie ins Stocken geraten, vielleicht gerade nicht erwähnt sind. Wählen Sie immer das, was am besten für Sie funktioniert. Das Schreiben soll ja nicht Selbstzweck sein, sondern es soll *Ihnen* etwas geben: Freude, Erkenntnisse, die Möglichkeit zum Selbstausdruck und sich auszuprobieren. Je freier und spielerischer Sie mit den Methoden umgehen, desto besser können sie ihre Wirkung entfalten.

Alles zulassen

Bitte lassen Sie alles zu, was während den Übungen aus Ihnen heraus will. Die meisten Menschen neigen dazu, sich gewisse Gedanken oder Formulierungen nicht zu gestatten, und schreiben diese nicht auf. Mit einer solchen Selbstzensur verhindern Sie sehr wirkungsvoll einen freien Schreibfluss. Wenn Sie aber alles zulassen, auch das, was Ihnen vielleicht peinlich ist, was Sie für dumm oder falsch halten oder was Ihnen sogar ungeheuerlich vorkommt, ermutigen Sie sich selbst dazu, wirklich aus sich zu schöpfen.

Beim Schreiben für sich selbst geht es darum, sich selbst zu entdecken – und das eben in allen Facetten. Ihr Vorzeige-Ich leben Sie schon den lieben langen Tag, seien Sie einmal gespannt, wer oder was sich alles in Ihnen zeigt, wenn Sie sich keinen Maulkorb verpassen.

Hierzu gehört auch, dass Sie möglichst keine Texte von sich ausradieren oder löschen sollten. Sie können, wenn Sie etwas Geschriebenes kaum ertragen, es sauber durchstreichen. Damit geben Sie Ihrem Bedürfnis nach, sich zu distanzieren, aber so haben Sie die Möglichkeit, es später immer noch zu lesen. Gerade in den Teilen, die wir gleich nach dem Schreiben wieder streichen wollen, stecken oft wichtige und überraschende Einsichten.

Warum eigentlich über sich selbst schreiben?

Der Schriftsteller Josef Conrad sagte einmal: „Das Ziel des Schreibens ist es, andere sehen zu machen." Für dieses Buch möchte ich das Zitat wie folgt abwandeln: Das Ziel des Schreibens für sich selbst ist es, sich nicht nur sehen, sondern auch sichtbar zu machen. Schreibend können wir lernen, uns selbst immer deutlicher zu sehen. Gleichzeitig werden wir mutiger, uns zu zeigen, wie wir sind – erst einmal uns selbst und in einem zweiten Schritt auch anderen gegenüber.

Wenn Sie sich dieses Buch nicht selbst gekauft, sondern es geschenkt bekommen haben, fragen Sie sich vielleicht, was das bringen soll, über sich selbst zu schreiben. Und selbst wenn Sie aus eigenem Antrieb zu diesem Buch gegriffen haben, kann diese Frage immer mal wieder aufkommen (besonders dann, wenn man eigentlich viel zu viel zu tun hat und man sich kaum die Zeit für Schreibübungen nehmen mag). Das Schreiben über sich selbst, also das autobiografische Schreiben, wie man es auch nennt, hält ganz verschiedene Geschenke für uns bereit, wie z.B. diese:

- Das Schreiben über sich selbst und das eigene Leben ist sehr hilfreich, um sich selbst näherzukommen und sich Stück für Stück besser kennenzulernen, denn oft wissen wir über uns selbst viel weniger, als wir ahnen. Das Schreiben ist für mich immer ein Ort der Selbstbegegnung gewesen und, wenn ich mich mal wieder von mir entfernt habe, kann ich schreibend leichter zu mir zurückfinden.
- Schreiben ist eine Form des Selbstausdrucks und hilft uns dabei, unsere eigene Stimme zu finden. Ich probiere schrei-

bend oft auch neue Töne aus und finde es spannend, wie sich meine Ausdrucksmöglichkeiten in immer größerer Vielfalt zeigen.

- Das Schreiben ist ein kreativer Prozess. Wir können uns damit ausleben, unser Leben bereichern und wachsen. Die kreativen Impulse aus dem Schreiben fördern und nähren immer wieder auch andere Bereiche meines Lebens, wie z. B. meine Fotografie oder das Malen.
- Schreibend können wir unsere Gedanken sortieren und auch Belastendes loswerden. Indem wir aufschreiben, was uns gerade in diesem Moment durch den Kopf geht oder was uns immer wieder beschäftigt (und sei es auch nur in Stichworten), durchbrechen wir endlose Grübelschleifen. Ich wüsste nicht, was ich tun würde, wenn ich meine Gedanken nicht zu Papier bringen könnte!
- Das Schreiben über das eigene Leben dient auch dazu, Erlebtes und Erinnerungen festzuhalten – für sich selbst, aber auch für andere. Durch Fotos können wir viele Eindrücke für später sammeln, aber schreibend können wir die Erinnerungen noch lebendiger bewahren. Ich liebe es, in alten Texten von mir zu lesen, denn sie bringen mich mir selbst nahe, wie ich damals war.
- Wir können schreibend unsere Vergangenheit aufarbeiten und alte Verletzungen heilen lassen. Die wichtigsten Erkenntnisse über mich habe ich schreibend gewonnen.
- In Krisen und anderen schwierigen Zeiten können wir durch das Schreiben Halt finden und oft auch mehr Klarheit. Wir bekommen einen Raum, in dem wir all unseren Schmerz, unsere Angst und auch die Verzweiflung lassen können. Für mich war das Schreiben auch in den schwierigsten Phasen meines Lebens immer ein treuer und tröstlicher Begleiter.

Und über all diese guten Gründe hinaus gibt es noch einen ganz simplen: Das Schreiben über sich selbst bereitet ganz vielen Menschen Freude! Entdecken Sie den Zauber, den Sprache entwickeln kann, wenn wir die richtigen Wörter finden, um zu erkennen und auch ausdrücken zu können, was in uns ist.

Hier schreibe ich!

Auf einen Punkt der eben aufgeführten Liste möchte ich noch etwas ausführlicher eingehen: Schreiben heißt, Worte zu finden, heißt, sich auszudrücken und mitzuteilen und heißt auch, die eigene Stimme zu entdecken. Für viele Menschen ist es allerdings ungewohnt und seltsam, Gedanken und Empfindungen schriftlich auszudrücken. Mit dem Schreiben ist oft eine gewisse Ernsthaftigkeit verbunden, die wohl zum Teil aus unseren Erfahrungen aus der Schulzeit herrührt. Da wurde unser Geschriebenes auf Fehler durchsucht, auf krumme Formulierungen und fehlende Sinnzusammenhänge. Dadurch verloren viele die Leichtigkeit, einfach so zu schreiben, wie es auf das Papier fließt.

Genau diese Leichtigkeit gilt es zurückzugewinnen. Denn heute ist keiner mehr da, der Ihre Texte Korrektur liest! Es gibt keine Noten, keine Bewertungen. Der größte Kritiker sind meist wir selbst, und da müssen wir ansetzen: unser Schreiben nicht mehr kritisch zu analysieren, sondern den Prozess selbst zu genießen. Beim Schreiben für uns selbst geht es nicht um korrekte Grammatik oder fehlerfreie Texte und auch nicht um einen gestochenen Stil. Es geht vielmehr um das Erlebnis des Schreibens, um die Erkenntnisse, die wir daraus gewinnen können, und um eine Begegnung mit uns selbst.

Um unsere eigene Stimme zu finden, müssen wir uns sein lassen, wie wir sind, und nicht bekritteln oder korrigieren. Wenn wir albern schreiben, dann sind wir eben gerade albern, wenn wir schwafeln, dann schwafeln wir eben, und wenn uns keine ganzen Sätze gelingen wollen, dann schreiben wir eben in

Fragmenten. Alles ist erlaubt, alles ist erwünscht, alles wird willkommen geheißen. Denn nur so können wir die Vielfalt entdecken – die Vielfalt in unserer eigenen Schreibe und auch die Vielfalt von Schreibenden ganz allgemein.

Ein großer Lust- und Motivationskiller beim Schreiben ist, sich mit anderen zu vergleichen. Natürlich gibt es immer Leute, die „besser" schreiben als wir, die sich gewählter ausdrücken können, die schönere Metaphern finden oder die lebendiger formulieren. Geschenkt! Es geht nicht darum, so zu schreiben, wie jemand anderes, sondern es geht ganz allein um uns.

Jeder von uns schreibt anders, findet andere Worte, nutzt andere Formulierungen. Selbst wenn wir dasselbe erleben, wir würden darüber immer sehr unterschiedlich schreiben. Und das ist gut so, denn genau das macht es ja so spannend. Wie Sie schreiben, sagt viel über Sie aus. Gleichzeitig können Sie durch gezieltes Schreiben einiges über sich erfahren. Schreibmethoden können Ihnen Aspekte Ihres Selbst zeigen, die Sie bisher so noch nicht gesehen haben. Schreibaufgaben können Sie ins Erzählen bringen – und Sie werden vielleicht erstaunt sein, wie viel Sie zu sagen haben!

Lassen Sie sich also genau so schreiben, wie es gerade aus Ihnen fließt, und hören Sie sich einfach nur zu. Zensieren und kritisieren Sie sich nicht, sondern nehmen Sie an, was auch immer kommt. Es muss Ihnen nicht gefallen, was Sie schreiben, es geht nur darum, dass es ehrlich und authentisch ist. Manchmal kann man erst später Zugang zu einem eigenen Text bekommen, den man zunächst ablehnte. Vielleicht ist man sich zu nah gekommen damit, vielleicht hat man einen Schreck über die eigene Ausdrucksweise bekommen oder vielleicht war es auch einfach nur sehr ungewohnt, sich selbst das schreiben zu sehen. Erlauben Sie Ihren Texten zu sein, das ist ein ganz wichtiger Schritt in die Richtung, sich selbst sein zu lassen.

Der Beginn eines Dialogs der anderen Art

Über sich zu schreiben bedeutet, in einen Dialog mit sich zu treten – mit den eigenen Empfindungen und Gedanken im Jetzt, aber auch mit dem, was hinter uns liegt: Erlebnissen, Erfahrungen, Verlusten, Bereicherungen und Entwicklungen. Über die eigene Geschichte zu schreiben ermöglicht uns, unseren eigenen Lebensweg aus verschiedenen Blickrichtungen zu betrachten. Kühl berichtend zum Beispiel, also sich an die Fakten haltend, oder erzählend, also eher wie in einer Geschichte präsentiert, oder forschend, ganz auf der Suche nach sich selbst.

Was auch immer Ihr Antrieb oder Ihr Wunsch beim Schreiben ist, entscheidend ist überhaupt erst einmal ins Schreiben zu kommen, in den Fluss. Dazu müssen Sie zunächst nur eines: loslegen!

Anfangen ist alles

Wann haben Sie das letzte Mal geschrieben? Nicht beruflich, sondern nur für sich selbst? Und wann haben Sie das letzte Mal über sich selbst geschrieben? Über sich und Ihr Leben, darüber, was Sie erlebt haben und wer Sie sind? Vielleicht ist es schon länger her, vielleicht haben Sie das aber auch noch nie gemacht. Springen wir einfach einmal in die erste kleine Übung:

Übung: Einfach nur ICH

Für diese Übung brauchen Sie nicht viel Zeit. Einige Minuten reichen vollkommen aus. Nehmen Sie sich einen kleinen Zettel, z. B. vom Abreißblock für die Einkaufszettel oder ein ähnliches Notizblatt. Es sollte nicht zu groß und möglichst auch nicht aus einem edlen Papier sein, sondern einfach nur ein kleines Zettelchen oder Schmierpapier.

Schreiben Sie nun das Wort „ICH" in die Mitte und sammeln Sie mindestens zehn Wörter, die Ihnen spontan dazu einfallen (gerne auch mehr, aber zehn sollten es auf jeden Fall sein – keine Sorge, das ist zu schaffen!). Es ist vollkommen egal, welche Wörter das sind, notieren Sie, ohne viel nachzudenken, Ihre spontanen Einfälle, was auch immer Ihnen in den Sinn kommt.

Beispiel

Meine spontane freie Assoziation auf einem Einkaufszettel sah so aus:

fliege
denke
sinnlich
schreibe
lebendig
kreativ
ICH
offen
bunt
lebe
Freigeist
male
tanze
liebe
auf der Suche

Und was schreiben Sie? Bitte führen Sie die Übung jetzt aus, Sie brauchen wirklich nur wenige Minuten dafür.

Mit dieser kleinen Übung ist der Anfang gemacht – Sie schreiben über sich! Im gleichen Atemzug fragen Sie sich aber vielleicht, was das soll. Die meisten von uns sind auf Ergebnisse ausgerichtet. Wir wollen wissen, was herauskommt, wenn wir etwas tun, was wir erwarten können und ob sich der Einsatz lohnen wird (sonst lassen wir uns nämlich oft gar nicht darauf ein). Beim Schreiben für sich selbst ist es gut, sich davon zu verabschieden, denn hier ist der Weg das Ziel.

Um über sich schreiben zu können, müssen Sie erst einmal damit beginnen – und genau dafür eignen sich kreative Schreibmethoden, von denen Sie noch einige im Buch kennenlernen werden. Diese Methoden offenbaren nicht immer auf Anhieb ihre Wirkung. Sehen Sie deshalb alle Übungen, die ich Ihnen vorstelle, am besten als einen Schlüssel, mit dem Sie ein Schloss oder eine Tür öffnen – um dann zu schauen, was dahinterliegt. Je offener Sie dabei sind, desto mehr wird sich Ihnen zeigen.

Das, was Sie soeben getan haben, nennt sich freie Assoziation. Man schreibt bei dieser Methode einen Begriff in die Mitte eines Blattes und sammelt dann vollkommen frei und möglichst ohne zu zensieren alles, was einem an weiteren Wörtern zu diesem Begriff einfällt. Dabei ist unwichtig, ob die Wörter einen erkennbaren Bezug zu dem Ausgangswort haben oder ob das nur in Ihrem Kopf stattfindet – es ist *Ihre* freie Assoziation, und deshalb ist alles richtig, was Ihnen einfällt.

Mit dieser unkomplizierten, kleinen Methode kann man hervorragend alle möglichen Themen (also auch Fragen, Gefühle, Problemstellungen usw.) erforschen und Ideen entwickeln. Mein Tipp ist, diese Methode so oft wie möglich zwischendurch zu nutzen, um ins Schreiben zu kommen oder um eine kleine Standortbestimmung zu machen. Sie werden vielleicht verblüfft sein, wie unterschiedlich Ihre Sammlungen zu dem Wörtchen „ICH“ aussehen werden, wenn Sie diese Übung in verschiedenen Stimmungen wiederholen.

Abenteuer Schreiben – Abenteuer Ich

Über sich zu schreiben ist ein Abenteuer, ist eine Entdeckungsreise. Und es geht dabei um das Kostbarste, das Sie haben: um Ihre Lebenszeit.

Mein Leben – meine Zeit

Kaum jemand, der heute nicht über Zeitmangel stöhnt. Dabei hat keiner von uns tatsächlich „weniger“ Zeit. Wie immer besteht jeder unserer Tage aus 24 Stunden, keine Minute mehr oder weniger. Und wir können jeden Tag neu darüber entscheiden, was wir mit diesen 24 Stunden anfangen.

In jungen Jahren kommt einem ein Leben fast endlos lang vor. Als Kinder leben wir gleichsam in einem noch unendlichen Meer aus Zeit und machen uns keine Gedanken darüber, wie wir sie nutzen sollen. Wir tun einfach, wir sind einfach. Zumindest durfte ich noch eine solche Kindheit erleben, Sie auch?

Je älter wir werden, desto mehr Verpflichtungen füllen unseren Alltag: Arbeit, Termine, Verantwortlichkeiten – das, was wir tun müssen, und das, was wir wollen (oder glauben zu wollen). Und je voller die Tage sind, desto schneller scheinen sie zu vergehen.

Unsere Zeit ist endlich, irgendwann werden unsere Tage zu Ende sein. Mit Glück dürfen wir ein hohes Alter erreichen, aber keiner von uns weiß, wann unsere Uhr abläuft. Dieser Gedanke kann uns Angst machen und lähmen, er kann aber auch die Triebkraft dafür sein, intensiv(er) zu leben.

Zeit bewusster zu erleben erfordert, bewusster wahrzunehmen, also achtsamer zu sein für das, was ist, und auch das, was war. Achtsamkeit heißt nicht nur im Hier und Jetzt zu sein, sondern bezieht sich auch auf unsere Geschichte. Auf das, was uns geprägt hat, was Wunden schlug und was uns stark machte. Auf das, was uns glücklich machte. Auf das, was uns lachen und was uns weinen ließ. Auf die Menschen, mit denen wir ein Stück gingen oder die noch immer an unserer Seite sind. Und auch auf die Träume, die wir begruben, und die Wünsche, die uns erfüllt wurden. Achtsamkeit ist nie losgelöst von unserer Geschichte, denn erst, wenn sie unser ganzes Sein durchdringt, bekommen wir ein Gefühl für den Reichtum unseres Lebens.

Manche von uns haben dreißig Jahre, andere sechzig und wieder andere neunzig Jahre Lebenszeit vor sich. Aber man kann auch in neunzig Jahren wenig erleben und in dreißig sehr viel. Und so kann ein Leben, unabhängig von seiner Dauer, in wenigen Sätzen erzählt werden oder in zehn dicken Bänden. Es ist unser Fokus, der unsere Lebensgeschichte ein- oder mehrdimensional werden lässt und der uns für den Wert unserer Zeit sensibilisieren kann.

Viele Menschen fürchten sich davor, tiefer zu graben im eigenen Sein. Vielleicht ist es die Angst vor unguten Gefühlen, vor Schmerz und Traurigkeit, vor Erinnerungen, die man vergessen will, vor Fehlern, die man gemacht hat, vor Schuld und Scham; vielleicht auch vor Wut und Groll oder vor der Erkenntnis, nicht wirklich gelebt zu haben, was vielleicht die schwerste ist.

Doch ein Schürfen im eigenen Leben bringt nicht nur diese Facetten zu Tage, ganz im Gegenteil! Sie werden Gold finden und funkelnde Steine, Sie werden auf eine Menge Glücksmomente treffen, sich an viel Schönes erinnern. Sie werden Liebe finden, Beglückendes, Erreichtes und Geschafftes. Sie werden Ihr Sein neu sehen lernen und sich mehr annehmen und würdigen können. Sie werden erkennen, wie reich Sie sind.

Ich habe Ihre Expedition in die Welt des autobiografischen Schreibens in die folgenden drei Bereiche aufgeteilt:

- Rückblicke – die Geschichten des eigenen Lebens entdecken.
- Einblicke – sich selbst entdecken und bewusster leben.
- Ausblicke – erkennen, was man sich wünscht und was man braucht, um gut für sich zu sorgen.

In diese Abschnitte können Sie sich ganz nach Neigung, Lust und Laune vertiefen. Womit Sie beginnen, ist Ihnen überlassen. Wie Sie sehen werden, haben alle drei Bereiche Ihren Reiz.

Rückblicke – unsere Vergangenheit

Mit dem autobiografischen Schreiben verbinden die meisten Menschen, dass man Geschichten aus dem eigenen Leben notiert. Aber unsere Vergangenheit besteht aus mehr als nur den vielen kleinen und großen Erlebnissen, die wir schildern können. Viel bedeutungsvoller sind oft unsere Motive, unsere Gefühle, unser Antrieb. Das, was uns lachen ließ oder leiden. Das, was wir erkennen und lernten konnten, und auch das, woran wir scheiterten. Denken Sie außerdem an die Beziehungen zu anderen Menschen – unsere Lieben, unsere Freund- und Feindschaften, die Menschen, die uns bis zum heutigen Tag prägten. All das gehört also auch dazu, wenn wir über uns selbst schreiben wollen. Indem wir uns den Dimensionen unserer Vergangenheit sowohl in ihrer Breite als auch in ihrer Tiefe widmen, können wir sehr viel über uns selbst herausfinden.

Manch einer hält das Wühlen in der Vergangenheit für unnötig, schließlich ist das, was gestern war, vorbei. Das sehe ich etwas anders. Rückblicke können uns deutlich machen, wie reich unser Leben ist. Wie viel wir erlebt haben, wie viel wir getan haben, wie viel uns widerfahren ist. Wenn wir über vergangene Zeiten schreiben, können wir Erinnerungen wachhalten – für uns selbst, aber auch für andere. Jedes Leben ist ein Füllhorn an Anekdoten und Geschichten.

Rückblicke würdigen die Zeit, die hinter uns liegt, und all die Ichs, die wir einmal waren, also z. B. das Kind, der Jugendliche, der junge Erwachsene. Sie leben gleichsam immer noch in uns. Wenn wir diese älteren Teile unserer Persönlichkeit in uns zu Wort kommen lassen, werden sie wieder ganz lebendig und kommen uns nah.

Mit dem Blick auf unseren Ursprung, unsere Wurzeln und unsere Entwicklung können wir uns im Hier und Jetzt besser verstehen und annehmen. In der Rückschau lässt sich vieles milder beurteilen, und wir verstehen manche unserer Entscheidungen oder unserer Verhaltensweisen mit dem Blick von heute viel besser als damals. Unsere Vergangenheit hat uns zu dem gemacht, was wir heute sind. Die Wege, die wir früher gewählt haben (oder auf die wir vielleicht auch geschubst wurden), haben uns dorthin geführt, wo wir heute stehen.

Zurückzuschauen heißt, die Chance zu bekommen, das eigene, jüngere Ich in die Arme zu schließen und alte Wunden heilen zu lassen, auch um daraus Kraft für das Jetzt zu schöpfen.

Einblicke – die Gegenwart

Das Hier und Jetzt ist oft überlagert von einem schier unüberschaubaren Wust an Anforderungen und Verantwortlichkeiten. Ein Termin jagt den nächsten, jeder will etwas von einem, und manchmal weiß man gar nicht, wo einem der Kopf steht. Da ist es schwer, Achtsamkeit zu leben und sich seiner selbst bewusst zu sein. Aber Zeit, die wir sozusagen ohne uns selbst verbringen, ist meist hohl und nährt uns nicht. Leben heißt fühlen, heißt da sein, heißt Bewusstsein.

Um zu sich zu kommen, brauchen wir Inseln in der Hektik. Ruhige Momente für Muße, für eine Innenschau und echte Begegnung mit uns selbst. „Haltet die Welt an, ich will aussteigen!“ – das war schon ein Spruch in meiner Jugend, der die Sehnsucht nach Auszeiten gut auf den Punkt brachte. Ich habe mir immer kleine Portionen Aussteigen durch das Schreiben genommen und möchte Ihnen zeigen, wie Sie das auch für sich nutzen können.

Über sich im Hier und Jetzt zu schreiben, heißt unter anderem, sich mit der Frage zu befassen, wie es einem wirklich geht, losgelöst von Ansprüchen, Erwartungen und Rollen, die man zu erfüllen hat. Es ist eine Begegnung mit sich selbst, und sie kann Antworten auf Fragen geben wie: Wo stehe ich? Was ist mir wichtig? Was fehlt mir?

Schreibend können wir hinter die Fassade schauen, die wir anderen bieten und die wir oft auch vor uns selbst aufrecht erhalten. Wir können uns näherkommen ohne Angst, denn niemand außer uns muss lesen, was wir schreiben. Ein Tagebuch, ein Notizheft oder eine Datei im Computer können auf diese Weise zu Schutzräumen werden, in die wir uns zurückziehen können, um zu uns selbst zu finden.

Bewusst über das Hier und Jetzt zu reflektieren hilft dabei, achtsamer und bewusster zu leben und zu lernen, immer besser für sich selbst zu sorgen.

Ausblicke – das, was kommt

Das Spannungsfeld, in dem wir uns bewegen, besteht nicht nur aus dem Gestern und Heute, sondern auch das Morgen gehört zu unserem Leben. Auch wenn keiner von uns weiß, wie lange unser Leben dauert, leben wir alle mit einer Vorstellung von Zukunft.

Zukunft – solange wir jung sind, fühlt sie sich an wie ein schier unbegrenzter Raum an Möglichkeiten. Scheinbar alles können wir erreichen, wenn wir nur wollen. Alles aus unserem Leben machen. Ziele erreichen, erfolgreich sein, die Welt erobern. Aber was davon setzen wir tatsächlich um?

Wer sich mit sich selbst befasst und Antworten auf Fragen findet wie: Was brauche ich?, Was tut mir gut?, Was möchte ich noch machen?, Was ist mir wirklich wichtig? oder auch Was könnte ich später bereuen, nie versucht zu haben?, streckt seine Finger in die Zukunft aus.

Viele Ratgeber setzen auf das Jetzt-Bewusstsein, weil die Zukunft ungewiss ist und nur der Augenblick zählt. Aber könnte es nicht vielleicht auch so sein, dass unsere Zukunft eigentlich viel weniger abstrakt ist als das Jetzt? Es besteht ja immer nur einen winzigen Bruchteil an Zeit, denn ehe man auch nur darüber nachdenkt, ist das, was eben noch Zukunft war, schon wieder Vergangenheit. Das Jetzt lässt sich nur für den Moment wahrnehmen, Zukunft hingegen kann und will gestaltet werden, denn die Zeit, die vor uns liegt, ist die einzige, die wir noch nutzen können. Sie ist es, die zur Jetzt-Zeit wird. Sich das klarzumachen, unterstützt uns darin, diese Jetzt-Zeit bewusster zu nutzen. Mir hat dabei sehr geholfen, mich gezielt auf die Suche nach meinem eigenen Weg zu machen – oder zumindest eine Ahnung davon zu bekommen, wie er aussehen könnte, denn so fällt es mir immer leichter, Entscheidungen *für mich* zu treffen.

Mit der Zukunft gibt es aber zwei Probleme: Da ist einmal die Sache mit der Angst. Den meisten von uns ist es sehr wichtig, für die Zukunft vorzusorgen, und sie denken dabei an eine finanzielle Absicherung, an eine stabile Beziehung, die Sorge um die Familie und Gesundheit. Das ist verständlich, aber mit diesen Gedanken sind wir bereits wieder bei all den Verpflichtungen, die unseren Alltag bestimmen und die uns oft so einschränken und fesseln. Schreibend kann man hingegen auch einmal wagen, ganz andere Lebensmodelle zu durchdenken, um eine Idee davon zu bekommen, was alles jenseits des vertrauten Hamsterrads liegt.

Und damit sind wir bei Problem Nummer zwei, was die Zukunft angeht: die Qual der Wahl. Die Auswahl an Möglichkeiten ist in der heutigen Zeit so überwältigend, dass die Frage: „Was willst du mit deinem Leben anfangen?“ genauso lähmen kann, wie vor einem Regal zu stehen und nicht zu wissen, welche der 43 verschiedenen Joghurtsorten man kaufen soll. Nun ist die Frage, womit wir unsere Zeit verbringen möchten, natürlich sehr viel bedeutungsvoller als die Joghurtwahl, aber manchmal überlassen wir unsere Zukunftsgestaltung ähnlich dem Zufall wie unsere Einkaufsentscheidungen.

Sicher können wir nie alles erreichen, was wir uns wünschen. Aber warum nicht wenigstens das angehen, was möglich ist? Warum nicht ausprobieren, wo die Grenzen wirklich liegen? Warum nicht schauen, was das Leben noch alles für uns bereithält, wenn wir uns nicht einfach nur mit dem, was ist, abfinden, sondern den Mut haben, uns zu fragen, was wir wirklich wollen und was wir brauchen. Mut, weil die Frage danach, was wir wollen, uns häufig erkennen lässt, was wir nicht wollen. Das kann möglicherweise Konsequenzen fordern, die vieles verändern. Veränderung aber muss nichts Schlechtes sein, ganz im Gegenteil.

Sich im Jetzt mit der Frage zu befassen, was wir morgen tun möchten, und das in kleinen (oder auch großen) Schritten anzugehen, hilft meiner Ansicht nach ganz wesentlich dabei, übermorgen nicht zu bereuen, nicht gelebt zu haben, Und so hilft das Schreiben über die Zukunft uns dabei, unser Leben bewusster und aktiver zu gestalten.

Über das ganze Leben schreiben

Für mich gehören die drei Kapitel Rück-, Ein- und Ausblicke untrennbar zusammen, wenn es um das Schreiben über sich selbst geht und das Ziel keine oberflächliche Nabelschau bleiben soll, sondern es darum geht, sich wirklich selbst zu entdecken und den eigenen Weg zu finden.

Sich selbst näherzukommen, um herauszufinden, wer man wirklich ist, ist dabei keineswegs nur ein Graben in schwarzen Löchern. Meiner Erfahrung nach haben viele Menschen Angst vor dem, was sie über sich herausfinden, was sie vielleicht anrühren in sich, was gut verborgen war. Vielleicht haben sie auch Angst vor den eigenen Wünschen – und den Konsequenzen, die sich daraus ergeben. Doch vor all dem Angst zu haben, heißt letztlich, vor dem Leben Angst zu haben!

Die Angst, Themen zu vermeiden, führt leider vor allem zu immer größeren Löchern und einer wachsenden Selbstverleugnung. Vielleicht fürchten Sie, falsch oder nicht gut genug oder einfach nur anders zu sein? Dann machen Sie sich klar, dass uns genau das alle verbindet, denn so geht es den allermeisten Menschen! Ja, wir sind „anders", und das ist auch gut so, denn unsere Individualität macht uns aus. Angst vor sich selbst zu haben heißt, gleichsam mit angezogener Handbremse durchs Leben zu fahren. Je mehr Mut Sie entwickeln, sich selbst näherzukommen, desto mehr werden Sie sich in Ihrem eigenen Sein wertschätzen können. Über sich zu schreiben, wird Ihnen bei diesem Prozess von großem Nutzen sein.

Lassen Sie uns starten, und zwar mit einer Reise weit zurück in Ihr Leben und Ihre Zeit.

Rückblicke – Was alles hinter mir liegt

Mit der Vergangenheit ist das so seine Sache – manch einer lebt sentimental im Gestern und schwärmt von den guten alten Zeiten, andere möchten am liebsten keinen einzigen Blick zurückwerfen, denn was vorbei ist, ist vorbei. Und wie halten Sie es damit?

Der Zeitgeist blickt vor allem nach vorne. Gestresst zu sein gehört schon fast zum guten Ton, wer kann es sich da schon leisten, in sentimentalen Rückblicken zu versinken?

Ich persönlich bin davon überzeugt, dass unsere Vergangenheit viel mehr ist als eine Sammlung von Erinnerungen. Unsere Vergangenheit, das sind wir selbst, denn die Zeit, die hinter uns liegt, ist gelebtes Leben, ist Zeit, die nicht wiederkommt, die aber unser Leben und uns selbst ganz wesentlich ausmacht. Sich dessen bewusst zu werden, hat für mich viel mit Achtsamkeit zu tun und mit Wertschätzung.

Zurückzuschauen ist wertvoll, denn wir begegnen dort immer wieder uns selbst. Von manchem möchten wir am liebsten nichts hören, schließlich sind wir heute ganz anders. Manchmal sehnen wir uns aber auch nach einer früheren Zeit, in der alles besser war. In beiden Fällen spalten wir uns von dem Menschen ab, der wir jetzt sind. Viel heilsamer ist es, unsere Vergangenheit als unser Wurzelgeflecht zu sehen, das uns heute den Stand gibt, den wir haben. Und wenn es kranke Wurzeln gibt, dann gilt es, sie zu erkennen, zu pflegen und mit Aufmerksamkeit und Liebe zu stärken.

Darüber hinaus ist jedes Leben Geschichten wert ist! Bunte Geschichten, lustige und traurige, lehrreiche und spannende, schreckliche und inspirierende und viele mehr. Wie schade, wenn sie nie erzählt werden! Überlegen Sie doch einmal, wie gerne Sie etwas über andere Menschen lesen oder anschauen, nicht umsonst sind Biografien als Bücher und Filme so beliebt. Und sind es da tatsächlich nur die ganz spektakulären Storys, die Ihre Aufmerksamkeit fesseln, oder lassen Sie sich nicht genauso von den leisen Geschichten bezaubern und berühren? Von den kleinen Alltagsbegebenheiten und den Herausforderungen, die das Leben für jeden von uns bereithält? Mich jedenfalls bewegen die leisen Geschichten meist viel mehr als die lauten.

Sehen Sie Ihre Vergangenheit als einen spannenden Schatz, den es zu bergen gilt, denn indem Sie über das schreiben, was war, können Sie anders auf das Gestern schauen. Ja, auch Sie haben viel zu erzählen!

Übung: Kleine Geschichten aus meinem Leben

Zum Einstieg möchte ich Ihnen eine meiner Lieblingsschreibmethoden vorstellen, und zwar die „Kürzestgeschichten". „Kürzestgeschichten" oder auch „5-Minuten-Geschichten" sind Begriffe für eine Form von Erzählungen, die Roberta Allen in ihrem Buch „Literatur in 5 Minuten" vorgestellt hat.

Das Grundprinzip dieser wundervollen Übung ist schnell beschrieben: Sie nehmen sich ein beliebiges Thema, stellen Ihren Timer (oder auch einfach einen Küchenwecker) auf 5 Minuten und schreiben eine kleine Geschichte. Ja, genau – einfach so.

Vertrauen Sie an dieser Stelle bitte auf die Wirkung der Methode. Sie können sich wahrscheinlich nicht vorstellen, wie das gehen soll – aber es funktioniert wirklich. Gerade weil Sie wegen der kurzen Zeit keinerlei Chance haben, über eine Idee, ein Konzept oder gar Stil und Ausdruck nachzudenken, wird etwas ganz Wundervolles passieren: Nicht mehr Sie werden schreiben, sondern „es“ wird Sie schreiben. Es wird einfach so aus Ihnen herausfließen, denn auch wenn Sie es kaum glauben können: Sie sind bereits voller Geschichten!

Jeder von uns hat unendlich viel gesehen, gehört und erlebt. Mit der Methode der Kürzestgeschichten bekommen wir einen sehr unmittelbaren Zugang zu diesem Reichtum. Machen Sie sich gefasst auf Überraschungen, denn Sie werden vorher nicht wissen, was Sie aufs Papier bringen. Ja, Sie werden wahrscheinlich nicht einmal eine Ahnung davon haben, was alles in Ihnen ist. Um Zugang dazu zu bekommen, ist es wichtig, einmal den Verstand ruhigzustellen. Das gelingt, wenn Sie sich auf diese Methode einlassen. Sie schreiben dadurch nicht mit Ihrem Kopf, sondern mit dem Bauch.

Wichtig für die Anwendung dieser Methode ist noch Folgendes:

- Gehen Sie mit einem Anfängergeist an diese Aufgabe. Damit ist gemeint, dass Sie sich soweit wie möglich von Ihren Ansprüchen und Erwartungen an sich selbst freimachen. Niemand erwartet eine perfekte Kurzgeschichte von Ihnen (die Methode heißt deshalb auch „Kürzestgeschichten“!), und Sie sollten es bitte auch nicht tun, denn mit einem zu hohen Anspruch überfordern Sie die kleine Methode. Sehen Sie die Kürzestgeschichten als Übung und kleines Abenteuer – nicht mehr und nicht weniger. Je offener und unbeschwerter Sie an diese Übung gehen, desto leichter wird Sie Ihnen fallen.

- Schreiben Sie *sofort*, nachdem Sie sich für ein Thema entschieden haben, drauflos. Denken Sie nicht über Konzeption, Aufbau und Stil nach, denn dafür haben Sie schlicht keine Zeit! Schreiben Sie einfach. Diese Übung richtet sich nicht an den Verstand, sondern an Ihre Schreibintuition. Vertrauen Sie darauf, dass Sie diese haben, und seien Sie gespannt auf das, was sie Ihnen schenken wird.
- Lassen Sie zu, was kommt. Versuchen Sie den Verlauf nicht zu steuern, sondern nehmen Sie an, was sich zeigt.

Beispiel

Hier als Appetithäppchen ein Beispiel für eine meiner 5-Minuten-Geschichten. Als Thema für diese Kürzestgeschichte hatte ich „Mein Leben“ gewählt. Ein unmöglich in fünf Minuten zu bearbeitendes Thema? Dachte ich auch, und habe es genau deshalb gewählt. Schauen Sie, was entstanden ist.

Mein Leben

Ich stelle mir vor, mein Leben ist ein Buch. Wenn ich einmal sterbe, wird man dieses Buch aufschlagen und darin lesen können. Aus diesem Buch wuchern Blumen heraus, flattern Schmetterlinge und fliegen Vögel. Es gibt saftige Wiesen in dem Buch und riesige Wälder, es türmen sich Berge empor und es rauschen Ozeane. Es ist alles zu erreisen, wo ich je war, und es ist alles zu erleben, was ich je fühlte. Pure Freude und tiefe Trauer, strahlendes Glück und dunkler Schmerz, strahlende Liebe und graue Verwirrung. Das Buch meines Lebens ist so bunt wie mein Dasein. Und das Schönste ist: Ich weiß, dass es von jedem Menschen ein solches Buch gibt. Wenn wir es zu Lebzeiten zu schreiben beginnen, können wir selbst jederzeit darin wandeln, um über die Vielfalt der Wunder unseres Seins zu staunen.

Und jetzt Sie!

Gehen Sie gedanklich einmal in der Zeit zurück, wie weit bleibt Ihnen überlassen. Die meisten Menschen haben eine ganze Menge Erinnerungen an ihre Kindheit und Jugend, Sie auch? Dann nehmen Sie eine der folgenden Anregungen oder nutzen Sie eine Idee, die Ihnen selbst kommt, und schreiben Sie Ihre erste Kürzestgeschichte.

Noch einmal: Nehmen Sie sich bitte wirklich nur *fünf* Minuten Zeit. Denken Sie beim Schreiben nicht darüber nach, ob das, was Sie schreiben, „gut" oder „richtig" ist, sondern folgen Sie ganz dem Fluss der Worte.

Hier einige Ideen für ein Thema:

- Schreiben Sie eine Geschichte über Ihr erstes Fahrrad.
- Schreiben Sie eine Geschichte über eine wichtige Freundschaft in Ihrem Leben.
- Schreiben Sie eine Geschichte über ein Familienfest.
- Schreiben Sie eine Geschichte über ein Haustier.
- Schreiben Sie eine Geschichte über ein Möbelstück aus der Wohnung Ihrer Kindheit.
- Schreiben Sie eine Geschichte über eine Dummheit.
- Schreiben Sie eine Geschichte über einen Fehler.
- Schreiben Sie eine Geschichte über ein großes Glück.
- Schreiben Sie eine Geschichte über ein Faschingskostüm, eines, das Sie selbst trugen oder jemand anderes.
- Schreiben Sie eine Geschichte über ein Spielzeug.
- Schreiben Sie eine Geschichte über eine Party.
- Schreiben Sie eine Geschichte über eine Autofahrt.

- Schreiben Sie eine Geschichte über ein Geschenk.
- Schreiben Sie eine Geschichte über Ihre Großeltern.
- Schreiben Sie eine Geschichte darüber, was Sie mit Ihrem Taschengeld gemacht haben.
- Schreiben Sie eine Geschichte über eine Schulstunde.
- Schreiben Sie eine Geschichte über etwas, das Sie gefunden haben.
- Schreiben Sie eine Geschichte über Mut.
- Schreiben Sie eine Geschichte über einen Sonntagnachmittag aus Ihrer Kindheit.
- Schreiben Sie eine Geschichte über einen Umzug.

Haben Sie bitte keine Sorge, diese Übung nicht zu können – Sie müssen es nicht gelernt haben. Probieren Sie es aus und lassen sich einfach einmal darauf ein. Gerade die größten Skeptiker sind oft von dieser Methode am meisten begeistert.

Meiner Erfahrung nach sind viele Menschen sehr berührt von dem, was sich in den Kürzestgeschichten zeigt. Manch einer hätte nie gedacht, so schreiben zu können, andere bereiten sich mit ihrer Kürzestgeschichte selbst ein Geschenk in Form einer fast vergessenen Erinnerung. Und die meisten bekommen Kontakt zu Gefühlen, die ihnen so nicht bewusst waren.

Mit den Kürzestgeschichten haben Sie eine Methode an der Hand, die Sie jederzeit anwenden können, um in Kontakt mit Ihrer Vergangenheit zu kommen. Sie brauchen keine große Auszeit, um sich zu vertiefen, sondern nur wenige Minuten.

Tipp: Behalten Sie diese Methode auch für die weiteren Themenanregungen in diesem Buch gut im Gedächtnis. Sie können grundsätzlich alle Methoden, die ich Ihnen im Lauf des Buches zeige, für alle möglichen Frage- und Themenstellungen nutzen, und nicht nur dort, wo ich Sie Ihnen vorstelle. Sammeln Sie die Schreibmethoden am besten wie nützliche Werkzeuge und wenden Sie immer die an, die Sie am meisten inspiriert.

Gehen wir nun etwas gezielter zurück in einzelne Bereiche Ihrer Kindheit und schauen wir uns dort ein bisschen genauer um. Lernen Sie das Kind, das Sie waren, noch einmal neu kennen.

Übung: Frühe Erinnerungen

Wie gut wir uns an unsere Vergangenheit erinnern können, hängt von verschiedenen Faktoren ab. Manche Menschen sind wenig vergangenheitsorientiert und lassen Geschehenes schnell los. Andere behalten Erinnerungen als etwas Kostbares in Herz und Kopf. Ihnen fällt es natürlich leichter sich zu erinnern als denen, die eher nach vorne gerichtet sind.

Ich möchte Sie zu einem Spaziergang in Ihre frühe Kindheit einladen. Wandern Sie einfach durch die Bilder, die Ihnen beim Lesen meiner Anregungen in den Sinn kommen und verweilen Sie jeweils eine Zeitlang dort. Versuchen Sie, sich nicht nur in Bildern zu erinnern, sondern überlegen Sie auch einmal, welche Geräusche es damals gab, ob es kalt war oder warm, ob es Gerüche zu der jeweiligen Situation gab und ob es vielleicht einen Geschmack gibt, der damit verbunden ist. Versuchen Sie darüber hinaus, sich Ihre Empfindungen wachzurufen in all den unterschiedlichen Situationen. Je sinnlicher und vielfältiger Sie sich erinnern können, desto näher werden Ihnen die kleinen Szenen sein. Vielleicht fallen Ihnen auch Fotos zu den einzelnen Szenen ein, dann suchen Sie diese ruhig heraus und schauen Sie sie an – Fotos können weitere Erinnerungen ins Gedächtnis bringen.

Sie können zu jedem Punkt Stichworte sammeln, vielleicht möchten Sie auch wieder eine Kürzestgeschichte schreiben oder einfach nur notieren, was Ihnen dazu spontan in den Sinn kommt.

Hier kommen die Anregungen:

- Meine allererste Erinnerung – was sehe ich? Was höre ich? Gibt es einen Geruch oder einen Geschmack? Was ist mein Gefühl, wenn ich an diese Erinnerung denke?
- Die Freunde meiner Kindheit – mit wem habe ich gespielt? Wer waren meine Freunde, und vor welchen Kindern habe ich mich vielleicht gefürchtet, von welchen wurde ich geärgert usw.
- Mein erstes Spielzeug – an welches erste Spielzeug erinnere ich mich? Womit habe ich am liebsten gespielt und warum? Habe ich ein wichtiges Spielzeug verloren? Wie war das? Gab es ein Spielzeug, das ich mir sehr wünschte, aber nie bekam?
- Die Wohnung beziehungsweise das Haus meiner Kindheit – wie haben wir gewohnt, als ich Kind war? Wie sah mein Zimmer aus? Mit wem habe ich es geteilt? Welche Tapeten waren an unseren Wänden, welche Teppiche und Möbel gab es? Wie roch es? Was war zu hören, wenn ich zu Hause war?
- Mein erster Schultag – wie war meine Einschulung, wie sah der Klassenraum aus, wer war meine Lehrerin, wie waren die anderen Kinder usw.? Hatte ich eine Schultüte? Was war darin?
- Mein Schulweg – wie kam ich zur Schule und mit wem? Lief ich oder wurde ich gefahren? Mit wem war ich unterwegs? Wie war das Heimkommen für mich?
- Die Mahlzeiten daheim – wo fanden unsere Mahlzeiten statt? Was gab es normalerweise zum Frühstück,

was zum Mittag und was als Abendbrot? Aß ich allein, oder mit wem saß ich zusammen am Tisch? Was bekam ich mit in die Schule? Und was war mein Lieblingsessen als Kind?

- Der erste Geburtstag, an den ich mich erinnere – wie alt bin ich da geworden? Habe ich andere Kinder eingeladen, oder haben wir in der Familie gefeiert? Was hatte ich mir gewünscht, was habe ich bekommen? Welchen Kuchen gab es? Gab es Spiele und Musik? Welche? Habe ich getanzt? War es ein schöner Tag?
- Die Weihnachtsfeste meiner Kindheit – wie haben wir Weihnachten gefeiert? Wer kam alles zum Fest? Wie sah unser Weihnachtsbaum aus? Welches Gefühl ist mit Weihnachten verbunden?
- Meine erste Reise als Kind – mit wem bin ich verreist und wohin? Was habe ich dort gesehen und erlebt?
- Mein erster Abschied – habe ich in meiner Kindheit einen geliebten Menschen oder ein Tier verloren? Ist jemand gestorben oder weggezogen? Wie habe ich den Abschied erlebt?

Beispiel

Und zur Inspiration meine eigene allererste Erinnerung:

Meine früheste Erinnerung ist ein sehr klares Bild eines Moments: Ich bin in einem dunkelgrünen Holzbett, welches Gitter hat. In meiner Erinnerung liege ich, ich weiß aber, dass ich auch oft in dem Bett stand und mich an den Holzstäben festhielt. Das Sonnenlicht scheint durch die zugezogenen orangefarbenen Vorhänge und färbt das ganze Zimmer gelborange. Ich höre Taubengurren vor dem Fenster und einen Bus, der vor dem Haus anfährt. Es ist früh am Morgen, und ich bin gerade aufgewacht. Ich bin allein, aber ich fühle mich geborgen. Mit dieser Erinnerung ist ein ganz warmes Gefühl verbunden. Bis zum heutigen Tag liebe ich das Gurren der Tauben.

Sie können auf diese Weise viele Erinnerungen wieder lebendig werden lassen. Sie werden auf schöne Erlebnisse und gute Tage treffen, aber auch auf traurige Momente und schwierige Phasen. Vielleicht fällt Ihnen ein schlimmer Streit Ihrer Eltern ein, vielleicht auch, wie Sie zum ersten Mal ein überfahrenes Tier gesehen haben. Vielleicht denken Sie an Ängste, die Sie als Kind hatten, oder daran, dass Ihr Onkel Sie immer vor allen anderen lächerlich machte. Lassen Sie auch solche Erinnerungen zu.

All unsere Erinnerungen annehmen

Haben Sie keine Angst vor traurigen oder aufwühlenden Erinnerungen. Sie gehören zu Ihrer Geschichte dazu, genauso wie die fröhlichen und schönen Momente. Kindheit ist für die wenigsten einfach, und viele von uns wachsen in schwierigen Verhältnissen auf. Ehekrach, Geldprobleme, Alkohol oder Drogen, Konflikte mit Geschwistern und anderes mehr haben uns als Kinder viele Sorgen bereitet und manches Leid beschert. Heute aber sind wir erwachsen und können das Kind, das wir einmal waren, tröstend an die Hand und in den Arm nehmen. Es kann sehr heilsam sein, den kindlichen Schmerz noch einmal bewusst wahrzunehmen und dann loszulassen.

Wenn Sie aber bei solchen Übungen vor allem an unschöne und schmerzliche Dinge denken müssen, dann suchen Sie gezielt auch nach Erinnerungen an schöne Erlebnisse und Momente. Selten ist eine Kindheit nur schlimm! Denken Sie an die kleinen Fluchten, mit denen Sie sich ein bisschen Freiheit geschaffen, oder an Menschen, die Ihnen Mut gemacht haben. Vielleicht fallen Ihnen Filme oder Bücher ein, die Sie geliebt haben, oder Hobbys, die Ihnen guttaten. Schreiben Sie über all das und holen Sie sich die guten Erinnerungen wieder ganz nah. Der Rückblick auf das eigene Leben soll möglichst alle Facetten beleuchten. Es geht bei dieser Art des Schreibens darum, die Vielfalt des eigenen Lebens zu erkennen und wahrzunehmen. Wir lesen so oft über die Lebensgeschichten von anderen Menschen und vergessen dabei ganz, dass auch unser eigenes Leben reich an Erfahrungen und Erlebnissen ist.

Das Kind, das wir einmal waren, neu kennenlernen

Wenn Sie sich auf diese Weise an immer mehr Ereignisse aus Ihrer Kindheit erinnern können, schauen Sie doch mal, ob Sie nicht auch dem Kind noch näherkommen, das Sie einmal waren. Viele Erwachsene verlieren den Kontakt zu ihm. Manch einer, weil die Erinnerungen an die eigene Kindheit schmerzlich sind, andere, weil sie glauben, es sich als Erwachsene nicht leisten zu können, kindlich zu empfinden. Unsere kindlichen Anteile sind aber noch immer in uns, egal, wie sehr wir uns von ihnen zu distanzieren versuchen. Erwachsen werden heißt ja nicht, nicht mehr Kind zu sein, es heißt nur, auch älter zu werden. Ich weiß noch sehr genau, wie ich mich als Kind fühlte oder als Jugendliche, und in manchen Situationen bin ich einem jungen Ich in mir gefühlsmäßig viel näher als dem im Jetzt lebenden. Das könnte aus meiner Sicht auch erklären, warum sich viele Menschen jünger fühlen als sie sind – sie sind einfach sehr in Kontakt mit einem jüngeren Anteil in sich.

Lassen Sie sich also einmal darauf ein, Ihr früheres Kind wirklich zu spüren. Es kann sehr bereichernd sein, auch als Erwachsener die kindlichen Saiten in sich schwingen zu lassen. Zudem können wir mit der Reife von heute oft alte Wunden heilen.

Übung: Ich als Kind

Vielleicht kennen Sie noch die alten Steckbrief-Bücher, die man früher seinen Freunden und Klassenkameraden zum Ausfüllen gegeben hat? Darin waren diverse Fragen zu beantworten. Oft klebte man auch ein Foto hinein. Solche Fragen können Sie auch heute noch über sich beantworten:

- Meine Lieblingsfarbe als Kind:
- Mein Lieblingstier:
- Meine Lieblingsbücher:
- Meine Lieblingsmusik:
- Drei Eigenschaften, die mich als Kind am meisten ausmachten:
- Was mir als Kind den größten Spaß bereitete:
- Mit wem ich als Kind am meisten lachen konnte und worüber:
- Welches Spiel ich immer wieder spielen wollte:
- Meine größte Angst als Kind:
- Was ich mich niemandem zu sagen traute:
- Was ich werden wollte:
- Was ich mir als Kind am meisten gewünscht habe, aber nie bekam (oder erleben konnte):
- Was ich schon früh gelernt habe:

Über die Tiefe entscheiden Sie

Fragen wie diese können Sie entweder kurz und schnell beantworten oder Sie fühlen wirklich einmal hinein in das, woran Sie sich da erinnern. Fotos aus der Zeit, mit der Sie sich gerade befassen, können dabei helfen, sich auf die damalige Gefühls- und Erfahrenswelt einzulassen, ebenso wie eine stimmungsvolle Musik. Haben Sie auch hier keine Scheu vor dem, was sich Ihnen zeigt, denn das Kind, das Sie dann kennenlernen, sind ja Sie selbst.

Spüren Sie hin und wieder nach, was es mit Ihnen macht, sich auf diese Weise mit Ihrer Kindheit zu befassen. Finden Sie Zugang zu dem Kind in sich, oder merken Sie, dass Sie auf Abstand gehen und die Erinnerungen nur über Ihren Verstand zulassen? Denken Sie an sich selbst wie an ein fremdes Kind oder können Sie wirklich wahrnehmen, dass der Mensch, über den Sie da schreiben, Sie selbst waren? Was löst es in Ihnen aus, wenn Sie auf Ihre kindliche Freude oder Ihren kindlichen Schmerz treffen? Was passiert mit Ihnen, wenn verdrängte Erinnerungen aufkommen und Sie an Ereignisse denken müssen, die Sie eigentlich vergessen wollten? Was geschieht, wenn Sie auf offene Rechnungen stoßen?

Diese Fragen machen deutlich, dass unsere Vergangenheit auch viel mit unserem Jetzt zu tun hat und dass sich die Beschäftigung mit dem Gestern auf das Heute auswirken kann.

Mitgefühl mit sich selbst entwickeln

Haben Sie keine Angst vor Ihren Gefühlen von früher und auch nicht von heute. Heilung und Versöhnung mit unserer Kindheit geschieht vor allem durch Mitgefühl, durch unser Mitgefühl mit uns selbst. Mitgefühl ist etwas ganz anderes als Selbstmitleid. Im Selbstmitleid bedauern wir uns als armes Opfer, während uns Mitgefühl Nähe und Verstehen ermöglicht. Und um das empfinden zu können, ist es gut, die Bewertungen und Annahmen, die unser Kopf sich über unsere Vergangenheit ausgedacht hat, ein Stück loszulassen und uns zu trauen, wieder das zu fühlen, was uns früher bewegte.

Ich selbst habe mich sehr intensiv mit meiner Kindheit befasst, weil es für mich entscheidend war, bestimmte Zusammenhänge zu verstehen. Es kostete mich viel Mut, unter all die Brocken der Vergangenheit zu schauen, bestehende Gesetze infrage zu stellen und damit Türen zu öffnen, die gut verschlossen waren. Ich fand dort Schmerzliches, aber auch sehr viel Schönes. Und ich fand ein Kind in mir, um das ich mich nun kümmern kann, denn jetzt bin ich erwachsen. Ich wäre heute nicht der Mensch, der ich bin, wenn meine Kindheit anders gewesen wäre. Es waren die Herausforderungen und Schwierigkeiten, an denen ich gewachsen bin, und es waren die schönen Erfahrungen und vielfältigen Erlebnisse, durch die ich mich heute reich fühle. Auch wenn mein Weg nicht einfach war, möchte ich nichts davon missen und sage Danke für die Kindheit, die ich hatte.

Ich möchte Sie damit ermutigen, sich Ihre eigene Geschichte genauer anzuschauen. Es gibt dort sehr viel zu entdecken – manches, um es loszulassen, manches, um es zu behalten und anderes, was noch zu bearbeiten ist. Auch wenn viele sagen, wir sollen das, was gestern war, hinter uns lassen, so bin ich davon überzeugt, dass unsere Vergangenheit uns Tiefe gibt und viel zu schenken hat.

Übung: Interviews zu meinem Leben

Unsere eigenen Erinnerungen sind meist bruchstückhaft und auch nicht immer zuverlässig. Deshalb kann es sehr spannend sein, andere Menschen, die uns gut kannten, zu unserer Vergangenheit zu befragen. Tun Sie das, solange diese Menschen noch da sind!

Führen Sie deshalb z.B. mit Ihren Eltern und Großeltern, Geschwistern, Freunden, Lehrern, Nachbarn und anderen, die Sie ein Stück Ihrer Zeit begleitet haben, ein Interview.

Bereiten Sie dazu am besten einige Fragen vor, deren Antworten Sie interessieren. Hier einige Anregungen:

- Wie war ich als Kind/Jugendlicher? Was machte mich aus? Wie hast du mich erlebt?
- Gab es irgendwelche besonderen Erlebnisse mit mir? Etwas Außergewöhnliches, bei dem ich dabei war oder das ich getan habe?
- Was ist deine schönste Erinnerung an mich?
- Was habe ich am liebsten gemacht? Wofür habe ich mich interessiert?

- Was konnte ich früher mal richtig gut? Und was gar nicht?
- Gibt es etwas, das ich von dir gelernt habe? Was?
- Hast du dich mal über mich geärgert? Wenn ja, worüber?
- Welche Probleme hatte ich früher? Habe ich mal Ärger bekommen?
- Welche Fragen habe ich gestellt?
- Was hat mich glücklich gemacht?
- Was hat mich wütend gemacht, was traurig?
- Mit wem hatte (und habe) ich deiner Ansicht nach Ähnlichkeit?

Tipp: Vielleicht sind die Interviewten dazu bereit, dass Sie die Antworten auf Band aufzeichnen, wenn nicht, dann machen Sie sich Notizen.

Versuchen Sie bitte, die Antworten, die Sie bekommen, im ersten Schritt nicht zu kommentieren oder zu bewerten, und bitte fühlen Sie sich nicht angegriffen. Sehen Sie sich vielmehr als ein Journalist, der eine Reportage zu dieser Person schreiben will (die Sie sind). Es geht bei den Interviews nicht darum, wie Sie finden, was die anderen über Sie sagen. Sie müssen sich auch nicht verteidigen. Es geht erst einmal nur um die Inhalte, Geschehnisse und Informationen, die Ihnen vielleicht noch nicht bekannt waren.

Später können Sie jederzeit Antworten aussortieren, von denen Sie das Gefühl haben, dass sie so nicht stimmen oder Sie nicht weiterbringen. Dann können Sie auch entscheiden, ob Sie vielleicht ein schiefes Bild geraderücken wollen, indem Sie Erklärungen geben oder etwas richtigstellen. Die Erinnerungen anderer Menschen sind ja auch nie zu hundert Prozent objektiv.

Jeder wird Sie in einem etwas anderen Licht sehen. Erst in der Gesamtschau wird das Bild dann immer vielschichtiger.

Tipp: Fragen Sie auch nach Fotos oder anderen Unterlagen aus dieser Zeit, die mit Ihnen zu tun haben. Vielleicht finden Sie Briefe, die Sie als Kind geschrieben haben, oder ein altes Malbuch? Vielleicht hat Ihre Oma ein Kuscheltier von Ihnen aufgehoben, oder frühere Freunde haben noch Filmaufnahmen von einer Feier oder aus den Ferien?

Auf diese Weise werden Sie immer mehr zum Entdecker Ihrer eigenen Vergangenheit. Sammeln Sie so viele Erinnerungen wie möglich – je mehr Sie finden, desto vielfältiger und bunter wird Ihr Bild von Ihrem vergangenen Leben.

Übung: Wo komme ich her?

Gehen Sie nun noch etwas tiefer an die Wurzeln und schauen Sie einmal, wo Sie herkommen, was Sie geprägt und geformt hat und was das heute für Sie bedeutet. Notieren Sie Ihre Gedanken, Stichworte oder Erinnerungen zu diesen Fragen:

- Der Ort meiner Geburt – wie habe ich den Ort oder die Stadt meiner Geburt erlebt, und was verbindet mich heute mit damit?
- Mein Umfeld – wie bin ich aufgewachsen? Wo habe ich gespielt? Wie sah die Welt meiner Kindheit aus? Welche Farben herrschten in meiner Welt vor? Wo habe ich meine Zeit verbracht und womit? Gibt es einen Geruch, den ich mit meiner Kindheit verbinde? Oder ein Geräusch? Eine Musik?

- Meine Eltern – wer waren meine Eltern? Was weiß ich wirklich von ihnen und wie sehe ich sie heute? Welche Fragen habe ich an sie, und welche davon kann ich ihnen vielleicht tatsächlich noch stellen? Wofür bin ich ihnen dankbar? Was habe ich ihnen bisher nicht verziehen? Ist es vielleicht an der Zeit, das zu tun?
- Meine Vertrauenspersonen – mit wem wuchs ich auf? Mit beiden Eltern oder einem Elternteil (und gab es dann auch neue Lebenspartner?)? Oder bei jemand ganz anderem? Gab es Geschwister oder Halbgeschwister? Wie habe ich mich mit diesem Menschen gefühlt (z.B. geborgen, behütet und angenommen oder auch allein gelassen, abgelehnt und vernachlässigt)? Konnte ich mich auf die Menschen, mit denen ich aufwuchs, verlassen, oder war ich eher auf mich allein gestellt?
- Meine Verwandten – Großeltern, Geschwister, Tanten, Cousins ... – was habe ich jeweils von ihnen gelernt, was haben sie mir geschenkt? Mit wem habe ich viel und mit wem kaum Zeit verbracht? Welche Erinnerungen verbinde ich mit ihnen?
- Frühe Freunde – mit wem habe ich meine Kindheit verbracht? Was waren das für Kinder? Was wusste ich über ihre Familien?
- Prägende Worte – welche Gedanken, Mottos, Sprichwörter, Richtlinien, Verbote und Gesetze verbinde ich mit meiner Kindheit? Wie haben sie mich geprägt?
- Glauben – wer in meiner Familie war gläubig? Woran wurde geglaubt? Bin ich religiös erzogen worden? Wie hat mich das in Bezug auf meinen Glauben beeinflusst? Wo stehe ich heute?
- Ideale – gab es Vorbilder in meiner Familie? Zu wem schaute ich auf? Wer hat mein Bild von Erfolg ge-

prägt? Wen bewunderte ich? Wie beeinflusst mich das noch heute? Wofür gab es Lob und Anerkennung?

- Tabus – kann ich mich an Tabus in meiner Familie erinnern? Worüber wurde nicht gesprochen? Gab es vielleicht ein „schwarzes Schaf" in meiner Familie? Was machte ihn dazu? Worüber wurde abfällig in meiner Familie gesprochen, und wie bewerte ich das heute?

Indem Sie sich mit diesen Fragen befassen, kann Ihnen nach und nach vieles über sich selbst bewusst werden. Oft denken wir gar nicht groß darüber nach, warum wir bestimmte Dinge heute auf eine bestimmte Art sehen oder tun, sondern nehmen das einfach als gegeben hin. Tatsächlich aber hat uns unser Umfeld in vielen Punkten ganz wesentlich geprägt. Indem wir klarer sehen, wo bestimmte Glaubenssätze oder Verhaltensweisen eigentlich herkommen, können wir uns selbst besser verstehen und, wenn nötig, können wir auch manche scheinbar in Stein gemeißelten Grundsätze behutsam aufweichen.

Übung: Begegnungen

In unserem Leben begegnen wir unzähligen Menschen. An die meisten erinnern wir uns später kaum noch, aber einige von ihnen haben große Bedeutung für uns. Entweder, weil sie uns auf eine besondere Weise berührten, weil wir etwas Wichtiges von ihnen gelernt oder sie uns entscheidend beeinflusst haben. Vielleicht auch, weil sie uns verletzt haben, weil wir mit ihnen lachen konnten, wie mit niemandem sonst, oder weil wir unser Herz an sie verloren haben.

Fallen Ihnen da gleich bestimmte Menschen ein? Sind es Namen oder Gesichter oder Ereignisse? Jeder erinnert sich ein bisschen anders. Nehmen Sie bewusst wahr, wie Ihre Erinnerungen am lebendigsten werden. Holen Sie sich all die Menschen, die Ihnen zu diesem Thema einfallen, vor Ihr inneres Auge und beschreiben Sie diese oder erzählen Sie die jeweils damit verbundenen Geschichten. Bei manchen Menschen spielt vielleicht vor allem ihr Charakter eine wichtige Rolle, und Sie beschreiben diese Person ausführlich. Bei jemand anderem kommen Sie gleich ins Erzählen der Dinge, die Sie gemeinsam erlebt haben. Für wieder andere können Sie auch einfach nur jeweils deren Namen in die Mitte eines Blattes schreiben und darum herum alle Stichworte sammeln, die Ihnen einfallen.

Hier einige Anregungen – schreiben Sie:

- von einem ganz jungen Menschen oder einem Kind,
- von einem alten Menschen,
- von einem Lehrer,
- von jemandem, der anders war als andere,
- von jemandem, den sie nicht leiden konnten,
- von einem Außenseiter,
- von einem Nachbarn,
- von einem Fremden,
- von jemandem, der Sie enttäuscht hat,
- von einem fiesen Menschen,
- von jemandem, der eines Ihrer Geheimnisse kannte,
- von jemandem, den Sie liebten,
- von jemandem, den Sie nicht lieben konnten,
- von jemandem, den Sie nur einmal gesehen haben,
- von jemandem, der Sie belogen hat,
- von jemandem, dem Sie Unrecht getan haben,
- von jemandem, der Ihnen etwas geschenkt hat.

Wichtig: Bei dieser Übung müssen Sie kein vollständiges Bild der Personen erschaffen. Es geht allein um Sie in der Beziehung zu der jeweiligen Person. Sie dürfen den Fokus auf sich selbst legen und ja, Sie dürfen auch vollkommen subjektiv und emotional sein. Sie können kurze Texte schreiben oder lange. Achten Sie nicht auf Stil oder Fehler, sondern lassen Sie sich auf das Fühlen ein und schreiben Sie so, wie es aus Ihnen herausfließt. Versuchen Sie, sich von den rein rationalen Erinnerungen zu lösen, und bringen Sie sich in Kontakt mit dem, was die Person jeweils in Ihnen ausgelöst hat. Erinnern Sie sich an Ihre Gefühle für diese Person, an Schmerz und Freude, an Leidenschaft und Enttäuschung, an Verlust und Geborgenheit, an Scham oder Schadenfreude und all die vielen, verschiedenen Facetten von Zu- oder Abneigung, die wir in den Beziehungen zu anderen Menschen erleben.

Tipp: Für diese Übung kann es hilfreich sein, sich vorzustellen, dass Sie einer anderen Person von Ihren Begegnungen erzählen, und zwar so, als würden Sie einen Film vor Ihrem inneren Auge ablaufen lassen. Auch die Methode der Kürzestgeschichten eignet sich hier sehr gut.

Übung: Briefe an Menschen, die mir einmal wichtig waren

Wenn Sie durch die vorgeschlagenen Übungen emotional in Kontakt mit all den Menschen kommen, die Ihnen einmal etwas bedeutet haben, dann wünschen Sie sich möglicherweise, Ungeklärtes aufzulösen, Unausgesprochenes endlich zu sagen oder auch einfach nur, Fragen zu stellen oder eine Botschaft zu senden. Da manche der Personen vielleicht bereits verstorben oder nicht mehr erreichbar sind, können Sie Ihnen Briefe schreiben.

Vielleicht scheint Ihnen die Vorstellung, einen Brief an jemanden zu schreiben, der nicht mehr da ist, seltsam. Tatsächlich aber ist das Schreiben von Briefen nicht nur eine wirkungsvolle Schreibmethode, sondern auch eine wundervolle Möglichkeit, über Raum und Zeit hinaus Kontakt mit Menschen zu haben, ohne direkt mit ihnen zu kommunizieren. In Briefen können Sie jedem Menschen alles sagen und alles mitteilen, unzensiert, ungeschönt und auch ungefährdet. Denn: Sie schicken diese Briefe *nicht* ab.

Briefe, die Sie im Rahmen einer solchen Übung schreiben, sind ausdrücklich nicht dazu gedacht, sie jemanden zum Lesen zu geben, sondern nur, damit Sie Zugang zu Gefühlen bekommen, die Sie sich bisher vielleicht nicht erlaubt haben, um auf diese Weise Ereignisse und Beziehungen nachträglich aufarbeiten zu können. Das kann besonders bei schwierigen Beziehungen sehr heilsam sein, vor allem, wenn es keine reale Möglichkeit zur Aussprache gibt.

Hier einige Ideen für Briefe dieser Art:

- Schreiben Sie einen Brief an einen Familienangehörigen, der Sie wesentlich geprägt hat.
- Schreiben Sie einen Brief an Ihre erste beste Freundin oder Ihren ersten Kumpel.
- Schreiben Sie einen Brief an Ihre erste große Liebe.
- Schreiben Sie einen Brief an Ihren Lieblingslehrer oder an einen Lehrer, mit dem Sie gar nicht klarkamen.
- Schreiben Sie einen Brief an jemanden, der Ihnen Unrecht getan hat.
- Schreiben Sie einen Brief an jemanden, der Sie verlassen hat.
- Schreiben Sie einen Brief an jemanden, den Sie verlassen haben.

- Schreiben Sie einen Brief an jemanden, den Sie nur flüchtig kannten.
- Schreiben Sie an jemanden, bei dem Sie sich entschuldigen möchten.
- Schreiben Sie an jemanden, den Sie angelogen haben.

Es kann sein, dass Sie mit einem Brief allein schon sehr viel ausdrücken können. Vielleicht entsteht aber aus dem ersten Brief auch das Bedürfnis nach mehr. Dann schreiben Sie so viele Briefe, wie Sie möchten. Und wo wir gerade beim Briefeschreiben sind, habe ich gleich noch zwei weitere Übungen für Sie.

Übung: Ein Brief ins Gestern

Nehmen Sie sich einmal Ihre alten Fotos zur Hand und suchen Sie sich eines aus, auf dem Sie noch sehr jung sind, vielleicht aus Ihrer Kindheit oder Ihren Teenagerjahren oder als Sie ein junger Erwachsener waren.

Schauen Sie dieses Foto nun ganz aufmerksam an und fühlen Sie in Ihr früheres Ich hinein. Vielleicht haben Sie sogar noch Musik aus dieser Zeit, dann stellen Sie diese an. Musik kann uns sehr emotional in alte Zeiten führen, und für diese Übung ist das Fühlen sehr wichtig.

Spüren Sie intensiv hinein in das Leben, dass Sie damals geführt haben:

- Was haben Sie zu der Zeit erlebt?
- Wo, wie und mit wem haben Sie gelebt?
- Was war Ihnen wichtig?
- Was haben Sie gefühlt?
- Wovor hatten Sie Angst?
- Was hat Sie glücklich gemacht?
- Wer waren Sie?

Nehmen Sie nun Stift und Papier – am besten ein schönes Briefpapier – zur Hand und schreiben Sie einen Brief an dieses junge Ich. Was möchten Sie sich selbst aus heutiger Sicht sagen? Welchen Rat haben Sie für sich? Was möchten Sie sich als Weggepäck mitgeben und was als Trost?

Versuchen Sie ein liebevolles und annehmendes Grundgefühl zu finden, suchen Sie nach der Liebe in sich selbst zu diesem Kind oder Jugendlichen, der Sie waren. Geben Sie all Ihre Zuneigung in diesen Brief.

Übung: Ein Brief aus dem Gestern

Eine Abwandlung der vorherigen Übung ist diese: Lassen Sie ein früheres Ich einen Brief an Sie heute schreiben. Nehmen Sie sich auch dazu wieder ein altes Foto zur Hand und fühlen Sie sich wieder intensiv in sich selbst ein:

- Wie haben Sie in Ihre Zukunft geschaut?
- Welche Pläne hatten Sie?
- Wovon haben Sie damals geträumt?
- Wovor hatten Sie Angst?
- Welche Fragen hatten Sie an die Zukunft?
- Wie haben Sie sich selbst in der Zukunft gesehen?
- Was haben Sie sich damals für Ihr heutiges Ich gewünscht?

Schreiben Sie nun einen Brief aus der Sicht Ihres jüngeren Ichs, entweder an sich selbst oder abstrakter an Ihre Zukunft. Gerade weil Sie heute älter sind, ist das eine sehr interessante Übung.

Falls Sie für die vorherigen Übungen ein Foto aus Ihrer Jugendzeit wählten, sind Sie vielleicht schon in Kontakt mit der Zeit Ihrer Pubertät gekommen. Es lohnt sich, dieser so wichtigen und aufwühlenden Zeit noch etwas mehr Aufmerksamkeit zu schenken.

Übung: Nicht mehr Kind und noch nicht erwachsen

Die Pubertät ist für die meisten von uns eine sehr bewegte Zeit gewesen. Kaum einer schafft den Sprung vom Kindsein in die Erwachsenenwelt ohne anzuecken. Je mehr wir erste Schritte unternehmen, unsere eigenen Vorstellungen nicht nur zu entdecken, sondern auch auszuleben, desto mehr Gegenwind bekommt wir meist von außen, und dementsprechend stürmisch wird es.

Gehen Sie doch noch einmal zurück und fühlen Sie Ihrer eigenen Pubertät nach. Sammeln Sie dazu frei Stichwörter, die Ihnen zu der Zeit einfallen, in der Sie zwischen 13 und 17 Jahren alt waren.

Sie können „Meine Jugendzeit" oder „Pubertät" in die Mitte eines Blattes schreiben und dann frei alles notieren, was Ihnen einfällt.

Beispiel

Hier sehen Sie meine spontane freie Assoziation:

Popper
Gruftis
Tschernobyl
Punks
80er
Klassenfahrten
Meine Jugendzeit
Abi
Depeche Mode
Neue Deutsche Welle
Ohrlöcher stechen
Kreuze tragen
erste große Liebe
Tian'anmen-Platz

Aus meiner Sammlung von Wörtern entstand dann dieses Gedicht, das mein Lebensgefühl damals gut beschreibt:

Junge Wilde voller Angst
Kunstvoll zerzaust
ging ich mit entschlossenem Blick in die Welt,
bereit, mir eine blutige Nase zu holen,
doch stellte sich mir keiner in den Weg,
denn die Kämpfe der Welt fanden in China statt.
Uns bedrohte nur eine unsichtbare Wolke aus Russland,
während wir voller Angst mitsangen:
Ich will Spaß, ich will Spaß! und Life is Life!,
aber eigentlich zu viele Sorgen hatten
und uns aneinander festhielten,
als hinge unser junges Leben davon ab.

Vielleicht möchten Sie auch aus den Stichwörtern Ihrer Sammlung einen Text schreiben? Eine Geschichte? Ein Gedicht? Nur Mut!

Mit den dunklen Zeiten Frieden schließen

Es gibt eine Falle beim autobiografischen Schreiben, und die heißt „Hadern". Wenn wir auf unser Leben zurückblicken, stoßen wir unweigerlich auch auf Ereignisse und Phasen, die alles andere als schön oder leicht waren. Kein Mensch bleibt vor Krisen oder Unglücken bewahrt. Die Frage ist nur, wie man damit umgeht.

Beim autobiografischen Schreiben geht es nicht darum, über die sprichwörtlich vergossene Milch zu weinen. Es geht vielmehr um das Verstehen, um das Annehmen und um Heilung. Das ist wichtig zu verinnerlichen, damit man nicht in Selbstmitleid oder Bereuen abrutscht, sondern Mitgefühl für sich entwickeln kann. In der Rückschau sieht man oft viel klarer, warum sich etwas in eine bestimmte Richtung entwickelt hat oder auch aus welcher Not heraus man Entscheidungen getroffen hat, die sich vielleicht später als ungut herausstellten. Mit einem verständnisvollen Blick können wir Milde für uns selbst entwickeln und uns auch mit Fehlentscheidungen aussöhnen.

Denn eigentlich gibt es keine wirklichen „Fehler“ im Leben. Jede unserer Entscheidungen und jeder unserer Schritte gehören zu unserem Leben und haben uns an den Punkt gebracht, an dem wir heute stehen. Oft sind es gerade die schwierigen Zeiten gewesen, die uns weitergebracht haben, wie Krisen, die wir überstanden, Herausforderungen, die wir gemeistert, und Verluste, die wir überwunden haben. Wir sind an ihnen gewachsen und gereift.

Manche Entscheidungen haben einen besonders großen Einfluss auf unser Leben, zum Beispiel die, ein Kind zu bekommen. Auch die Entscheidung für oder gegen eine Partnerschaft, für oder gegen einen bestimmten Beruf, für oder gegen einen Umzug in eine andere Stadt oder gar in ein anderes Land gehören zu solch großen Lebensentscheidungen.

Sie sind wie Wegkreuzungen, an denen wir uns für eine Richtung und damit gegen andere ebenso mögliche Richtungen entscheiden. Manche dieser Entscheidungen treffen wir bewusst und gut überlegt (oder glauben das zumindest), andere emotional und aus einer Laune heraus. Manchmal lassen wir uns auch einfach nur treiben. In der Rückschau können wir oft besser verstehen, warum wir uns für oder gegen etwas entschieden haben und dann auch erkennen, wohin uns der so eingeschlagene Weg geführt hat.

Übung: Die großen Entscheidungen meines Lebens

Sammeln Sie einmal auf einem großen Blatt Papier die wichtigsten Entscheidungen Ihres Lebens. Schreiben Sie dazu „Meine Entscheidungen“ in die Mitte des Blattes und sammeln Sie darum herum alles, was Ihnen an großen und kleinen Meilensteinen einfällt. Denken Sie dabei an die Dinge, die Ihr Leben entscheidend verändert haben wie Schulwechsel, Umzüge, Ausbildungen, Partnerwahl, Kinder, berufliche Entscheidungen, Verpflichtungen, die Sie übernommen haben, usw. Hierher gehören auch die Entscheidungen, etwas Bestimmtes zu lernen oder mit etwas, das Sie immer schon getan haben, aufzuhören, genauso wie Dinge, die Sie vielleicht bereuen (ein Diebstahl, die Verletzung einer Person, ein trotziges Verweigern einer Chance u. Ä.) oder auf die Sie stolz sind (Erfolge, jemanden geholfen zu haben, sich zu etwas überwunden zu haben, was Sie sich zuvor nicht getraut hatten usw.).

Wenn Sie eine Sammlung Ihrer Lebensentscheidungen erstellt haben, kann nun jede einzelne davon Ausgangspunkt für weitere Reflexionen sein. Suchen Sie sich dafür solche Entscheidungen aus, bei denen Sie vielleicht einen „Knoten“ im Bauch haben und die Sie emotional berühren.

Wenn Sie z. B. geschrieben haben: „Meine Heirat“, dann gehen Sie doch einmal zurück zu dem Tag, an dem Sie sich dazu entschieden haben:

- Sind Sie gefragt worden oder haben Sie ihr oder ihm den Antrag gemacht?
- Hatten Sie sich gewünscht, gefragt zu werden? Hatten Sie damit gerechnet, oder kam es überraschend?
- War die Antwort für Sie sofort klar oder mussten Sie überlegen? Wie sind Sie zu Ihrer Entscheidung gekommen?
- Warum haben Sie geheiratet? Was hatten Sie sich erhofft?

- Wie hatten Sie es sich vorgestellt, verheiratet zu sein?
- Sind Ihre Wünsche wahr geworden?
- Sind Sie heute noch glücklich verheiratet oder inzwischen geschieden?
- Was hatten Sie damals für Träume in Bezug auf die Heirat?
- Was denken Sie heute über das Heiraten?

Sie können die Geschichte Ihrer Hochzeit oder auch Ihrer Ehe aufs Papier bringen oder eine freie Assoziation dazu machen, um vielleicht auf Gefühle oder Erinnerungen zu stoßen, die Ihnen nicht bewusst waren. So lassen sich Entscheidungen unseres Lebens durchleuchten, die wir später vielleicht bereut haben oder mit denen wir bis heute hadern, aber natürlich auch die, für die wir dankbar sind.

Die eigenen Entscheidungen aus heutiger Sicht zu sehen und zu fühlen kann sehr viel über einen selbst verraten:
- Haben Sie Entscheidungen z. B. vor allem aus Vernunftgründen getroffen oder mehr aus dem Bauch heraus?
- Haben Sie auf andere gehört oder auf sich selbst?
- Was waren jeweils Ihre Entscheidungskriterien oder sind Sie in manche Entscheidungen einfach nur „hineingestolpert“?
- Wann und wodurch begründet haben Sie die besten Entscheidungen getroffen und wann und wodurch eher solche, die nicht gut für Sie waren?

Jeder von uns trifft gute und weniger gute Entscheidungen, aber für alle gilt, dass sie zu unserem Leben dazugehören. Unsere Entscheidungen sind Schritte in unserem Leben. Manchmal führen sie ins Glück, manchmal sorgen sie für Schmerz und Verletzungen.

Alte Wunden versorgen

In der Vergangenheit von beinahe jedem gibt es Ereignisse, von denen er Wunden davongetragen hat. Das können Enttäuschungen sein oder Verluste. Unsere Gefühle wurden verletzt oder unser Stolz. Vielleicht wurden wir tatsächlich ganz real verwundet, wodurch immer auch die Seele verletzt wird. Viele dieser Wunden sind über die Jahre gut abgeheilt und belasten uns heute nicht mehr. An ihnen muss man nicht weiter rühren. Vielleicht denken wir ab und zu an das, was sie verursacht hat, aber sie quälen uns nicht mehr. Aus manchen Wunden wurden Narben, andere sind immer noch offen und schmerzen, wenn wir sie aus Versehen berühren. Solche Wunden gingen so tief, dass sie bis heute nicht abgeheilt sind. Und oft sind wir es sogar selbst, die sie – meist unbewusst – immer wieder aufreißen.

Die Zeit heilt viele, aber nicht alle Wunden, manchmal braucht es mehr, damit wir Frieden schließen können mit alten Verletzungen. Wenn wir uns solchen Wunden mit liebevoller Aufmerksamkeit widmen, können wir dafür sorgen, dass der Schmerz nachlässt und sie vielleicht endlich abheilen können.

Eine tiefe Wunde schmerzt vor allem dann, wenn wir sie zu verdrängen versuchen. Warum? Weil innere Wunden Verletzungen unserer Seele sind. Und diese zu ignorieren, schmerzt doppelt, weil zu der Wunde selbst noch dazukommt, dass wir sie uns nicht ein- oder zugestehen.

Meiner Erfahrung nach ist das Wichtigste, unsere offenen Wunden überhaupt erst einmal als solche wahrzunehmen und uns zu erlauben, sie wirklich zu spüren. Das hat nichts damit zu tun, sich selbst quälen zu wollen, sondern mit einer Bewusstheit, die uns einen achtsamen und liebevollen Umgang mit uns selbst ermöglicht. Wenn wir den Mut finden, uns unsere Wunden anzuschauen und dadurch zu verstehen beginnen, wie sehr sie uns bis zum heutigen Tag beeinflussen, können wir Mitgefühl mit uns entwickeln und behutsam mit dem Loslassen beginnen, damit uns der Groll nicht länger beherrscht.

Übung: Was mich heute noch schmerzt

Meiner Erfahrung nach ist es meist nicht hilfreich, sich rational mit alten Wunden zu beschäftigen. Man kann alles Mögliche analysieren, aber Wunden, vor allem seelische, entziehen sich meist den Maßstäben, die unser Verstand ansetzt. Deshalb möchte ich Ihnen hier andere Zugänge vorstellen.

Sie können sich beispielsweise sehr gut mit einer freien Assoziation Ihren alten Wunden widmen, indem Sie ein Wort, das für die erlittene Verletzung steht, als Ausgangspunkt wählen, wie z. B. „Enttäuschung“, „Betrug“, oder „Verrat“. Scheiben Sie es in die Mitte eines Blattes und sammeln Sie dann alles, was Ihnen dazu einfällt. Zensieren Sie bitte nichts, auch wenn Ihre Wörter vielleicht ausfällig oder theatralisch werden – alles darf sein. Allein einmal herauszulassen, was in Ihnen ist, kann schon eine große Erleichterung bringen und Ihnen auch klarer machen, worin genau der Schmerz besteht, den Sie empfinden.

Dann gibt es noch eine wundervolle Schreibmethode, die sich Akrostichon nennt oder auch „Buchstabenanfänge“. Sie nehmen dazu ein Wort oder mehrere Wörter, deren Buchstaben Sie untereinander schreiben. Jeder Buchstabe des Ausgangswortes dient nun als Beginn für eine Zeile. Denken Sie nicht viel nach, wenn Sie diese Methode nutzen, sondern lassen Sie sich von den Buchstaben leiten. Manchmal wird Ihnen vielleicht nur ein Wort einfallen, manchmal eine ganze Zeile. Lassen Sie es so fließen, wie es Ihnen in den Sinn kommt. Zensieren Sie bitte wieder nicht, sondern nehmen Sie an, was kommt, auch wenn es zunächst keinen Sinn zu ergeben scheint – am Ende wird etwas auf dem Papier stehen, was genau mit dem zu tun hat, womit Sie sich gerade beschäftigen.

Beispiel

Dieses Buchstabengedicht entstand vollkommen spontan, als ich mich für diese Übung an einen alten Schmerz erinnerte, der immer noch sehr präsent ist. Mich fasziniert immer wieder, wie treffend die Texte sind, die aus scheinbar so zufällig zusammengestellten Anfangsbuchstaben entstehen.

M itunter
E infach
I mmerwährend.
N ichts hilft.

S o sehr schmerzt es.
C himären sind meine Gefühle.
H aben oft zwei Gesichter: Ich
M öchte Verständnis haben und möchte hassen können.
E lendig langsam
R inge ich den
Z orn zu Boden

Sie können für diese Übung jedes Wort nehmen, das Sie mit einer alten Verletzung verbinden, auch einen ganzen Satz oder auch den Namen der Person, die an der Verletzung beteiligt war.

Die inneren Muster erkennen

Beim Nachdenken über die Verletzungen in unserem Leben zeigen sich oft Muster, also z. B. Lebensumstände, die sich wiederholen, bestimmte Typen von Menschen, die wir immer wieder anziehen und die uns immer wieder verletzen, oder auch Fehler, die wir immer wieder machen.

Bei vielen Therapie- oder Coachingansätzen geht es darum, zu erkennen, womit wir uns selbst das Leben schwer machen. Dieses Verhalten sollen wir dann ändern. Wir sollen unsere inneren Muster genauso ablegen wie schlechte Angewohnheiten oder uns behindernde Glaubenssätze. Meiner Erfahrung nach funktioniert das nur in den seltensten Fällen, denn tief liegende Verhaltensmuster, die wir vor langer Zeit entwickelt haben und seitdem ständig wiederholen und dadurch mehr und mehr festigen, lassen sich nicht einfach nur durch eine Erkenntnis wegwischen. Bei dem Versuch, solche Muster zu beenden, kämpfen wir gegen uns selbst – und verlieren in den meisten Fällen. Ein viel versöhnlicherer Ansatz ist der, unsere Muster erst einmal zu verstehen. Das hat weniger mit dem Verstand zu tun als damit, sie zu fühlen oder besser gesagt: mit uns zu fühlen.

Innere Muster bilden wir nicht aus Spaß aus, sondern in den allermeisten Fällen aus einer Not oder einer tiefen Angst heraus. Sie haben immer eine wichtige Funktion – sie sollen uns beispielsweise etwas ermöglichen, uns vor etwas schützen oder Ähnliches. Über die Jahre werden sie zu einem Teil unserer Persönlichkeit. Erst wenn wir das Warum zu verstehen beginnen und fühlen können, was hinter einem Muster steckt, kommen wir uns selbst nah. Aus dem Mitgefühl zu uns heraus können wir dann ganz behutsam versuchen, Alternativen zu dem bestehenden Muster zu finden.

Auch hier steht also erst ein Ja zu sich selbst an, bevor man einen Schritt weiter gehen kann – und schreibend können Sie dieses Ja für sich finden.

Übung: Meine Muster

Wie eben dargestellt, braucht es viel Achtsamkeit und eine möglichst liebevolle Annäherung an sich selbst, um die eigenen inneren Muster wirklich zu verstehen. Es geht hier nicht darum, sich selbst zu zeigen, wie „doof" man ist, immer wieder dieselben Fehler zu machen, sondern das Ziel ist, den eigenen Lebensweg etwas besser zu verstehen. Versuchen Sie deshalb für diese Übung eine Grundhaltung sich selbst gegenüber zu finden wie die, die Sie Ihrer besten Freundin oder Ihrem besten Freund gegenüber einnehmen würden.

Schauen Sie als Erstes, welche Muster es überhaupt in Ihrem Leben gibt. Wenn Sie bereits einige der bisher vorgestellten Übungen bearbeitet haben, werden Sie vielleicht schon auf die eine oder andere Wiederholung in Ihrem Leben gestoßen sein, also z.B. auf:

- Dinge, die Ihnen mehrfach widerfahren sind,
- Fehlentscheidungen, die Sie mehr als einmal getroffen haben,
- ähnliche Typen von Menschen, mit denen Sie immer wieder aneinander geraten sind oder von denen Sie enttäuscht wurden,
- Beziehungen, die immer ziemlich gleich ablaufen,
- Konflikte, in die Sie immer wieder geraten,
- Herausforderungen, die ähnlich sind,
- Probleme, die sich ähneln,
- Situationen, die Ihnen bekannt vorkommen,
- Unzufriedenheiten, die Sie immer wieder empfinden, selbst wenn das Umfeld ein anderes ist,
- Aussagen, die Sie immer wieder hören.

Notieren Sie alles, was Ihnen dazu einfällt, entweder in Stichworten oder mit einer freien Assoziation zu „Die Muster meines Lebens“. Spüren Sie dann ganz in Ruhe nach, bei welchen der Muster Sie vielleicht einen großen Schmerz, eine tiefe Traurigkeit oder auch eine lähmende Resignation empfinden. Diese Muster sind es, die es noch besser zu verstehen gilt.

Versuchen Sie durch Fühlen und behutsames Nachfragen zu verstehen, was hinter Ihrem Verhalten steht:

- Kann ich erkennen, warum ich das tue?
- Was ist der Nutzen dieses Musters? Was erreiche ich dadurch?
- Was erhoffe ich mir?
- Was versuche ich damit zu verhindern?

Geben Sie sich viel Zeit und einige Durchgänge für diese Übung. Und erwarten Sie bitte nicht, alles auf Anhieb analysieren und durchschauen zu können. Unsere inneren Muster laufen oft vollkommen unbewusst ab, weshalb es auch so schwer ist, sie zu erkennen. Aber wir können uns Ihnen Schritt für Schritt nähern und sie uns so immer bewusster machen. Probieren Sie auch die folgende Übung aus, die ich als sehr hilfreich empfinde.

Übung: Warum geht es mir gerade nicht gut?

Eine Möglichkeit, mit der ich einigen meiner Muster ganz gut auf die Spur gekommen bin, war die, mich zu fragen, warum es mir gerade nicht gut geht. Dazu nutzte ich die Methode der Satzanfänge.

Wählen Sie dafür einen Satzanfang zu Ihrem Thema und schreiben Sie diesen immer wieder auf. Vervollständigen Sie ihn viele Male möglichst schnell hintereinander. Bleiben Sie mindestens 10 Minuten bei dieser Übung, auch dann, wenn Ihnen nichts mehr einzufallen scheint. Mit dieser Methode kommen Sie sehr schnell in ein automatisches Schreiben und schöpfen damit tief aus Ihrem Unterbewusstsein.

Beispiel

Mir geht es gerade nicht gut, weil ich zu viel zu tun habe.
Mir geht es gerade nicht gut, weil ich zu viele Termine habe.
Mir geht es gerade nicht gut, weil da so viel Druck ist.
Mir geht es gerade nicht gut, weil es nie genug ist.
Mir geht es gerade nicht gut, weil ich Freiraum will.
Mir geht es gerade nicht gut, weil ich mich eingeengt fühle.
Mir geht es gerade nicht gut, weil ich ständig antreibe.
Mir geht es gerade nicht gut, weil alles organisiert ist.
Mir geht es gerade nicht gut, weil mir Leichtigkeit fehlt.
Mir geht es gerade nicht gut, weil sich alle Tage gleichen.
Mir geht es gerade nicht gut, weil ich Abwechslung will.
Mir geht es gerade nicht gut, weil man die Uhr nach mir stellen kann und ich das schrecklich finde.
Mir geht es gerade nicht gut, weil ich chaotisch sein will und es nicht darf.
Mir geht es gerade nicht gut, weil ich mir nicht zuhöre.
Mir geht es gerade nicht gut, weil ich genau weiß, was als Nächstes kommt.
Mir geht es gerade nicht gut, weil ich überrascht werden will.
Mir geht es gerade nicht gut, weil die Farben fehlen.
Mir geht es gerade nicht gut, weil ich zu viel arbeite.
Mir geht es gerade nicht gut, weil ich lieber woanders wäre.
Mir geht es gerade nicht gut, weil mir Bewegung fehlt.

Ich habe mit dieser Sammlung eines meiner Grundmuster gefunden: meine Selbstdisziplin. Sie ist eine meiner größten Stärken, und gleichzeitig leide ich oft sehr unter ihr. Ich kann mich und mein Leben generalstabsmäßig durchorganisieren und funktioniere dann wie ein Schweizer Uhrwerk. Aber wenn ich das tue, verliere ich den Kontakt zu all den weichen, kreativen und spielerischen Anteilen in mir, die frei sein müssen, um atmen zu können. Und das ist schmerzlich. Nur vom Kopf her meine Selbstdisziplin ausschalten zu wollen, ist sinnlos – sie ist ja genau durch meinen Verstand entstanden, der irgendwann beschloss, dass mir Leistung Zuneigung und Sicherheit schenkt. Ich musste erst den Schmerz fühlen können, den meine Selbstdisziplin in mir auslösen kann, um das Bedürfnis zu entwickeln, besser für mich sorgen zu wollen. Das zu begreifen, war ein bedeutungsvoller Schritt in meiner Selbsterkenntnis und vor allem hin zur Selbstannahme.

Erkennen, heilen und loslassen – drei Schritte, um intensiver zu leben

Mit den Übungen aus diesem Kapitel können Sie etwas ganz Kostbares erreichen: ein tieferes Verständnis für sich selbst – für das, was Sie sind, was Sie tun, was Sie ausmacht. Aus diesem Verstehen kann Annahme wachsen und daraus auch Liebe.

Die eigene Vergangenheit zu durchleuchten, die ganz persönlichen Geschichten zu entdecken und zu verstehen, wie man zu dem Mensch wurde, der man heute ist, das sind Schritte, die uns dahin führen können, bewusster im Hier und Jetzt zu leben. Denn sowohl wer seine Vergangenheit verdrängt als auch der, der sich von ihr nicht lösen kann, ist nie wirklich frei. Wer aber keine Angst davor hat, auch zurückzuschauen, kann die Lebenszeit, die hinter ihm liegt, direkt ins Jetzt fließen lassen.

Einblicke – Was jetzt ist

Das Jetzt ist alles, was zählt – das ist eine ebenso beliebte wie sicher auch wichtige Aussage. Ja, nur jetzt, in diesem Moment findet unser tatsächliches Leben statt. Aber so entscheidend er auch ist, so flüchtig ist er auch. Wir können den Augenblick nicht halten, können den Lauf der Zeit nicht verlangsamen. Was wir aber tun können, ist, uns dessen, was wir gerade erleben, bewusster und damit für uns selbst und das, was vorbei ist, achtsamer zu werden. So wird das Jetzt fassbarer.

Für mich ist der Schlüssel zu mehr Achtsamkeit eine intensive und sinnliche Wahrnehmung. Das Schreiben ist ein exzellentes Mittel dafür, denn wir können dadurch unseren Fokus steuern und dem nachforschen, was um uns und auch in uns ist. Dazu müssen wir uns aber hin und wieder ein bisschen ausklinken aus der Hektik des Alltags. Zum Schreiben brauchen Sie zwar keine monatelangen Auszeiten, aber etwas Ruhe und Muße, vielleicht auch mal ein „Bitte nicht stören"-Schild an der Tür oder eine Stunde Auszeit in einem gemütlichen Café.

Schreiben im Alltag

Viele von uns haben einen (oft sogar zu) reichlich gefüllten Alltag. Die Vorstellung, da auch noch Zeit zum Schreiben zu finden, scheint deshalb fast unmöglich. Aber gerade dann, wenn Sie glauben, für das Schreiben weder Zeit noch Muße zu finden, möchte ich Sie ermutigen, sich auf ein Experiment einzulassen. Es reichen dafür täglich wenige Minuten! Indem Sie am Morgen nur fünf Minuten früher aufstehen oder am Abend zehn Minuten später das Licht ausmachen, gewinnen Sie bereits kostbare Schreibinseln. Eine Möglichkeit, etwas Zeit zum

Schreiben zu finden, ist auch, den Fernseher einmal nicht anzumachen, um die x-te Talkshow anzuschauen oder zum fünften Mal die Nachrichten des Tages zu sehen.

Ich habe über einige Jahre hinweg jeden Morgen einen kleinen Mehrzeiler geschrieben – mal waren es nur unsortierte Gedanken, oft Lyrik, mal ein Aphorismus. Jeden Morgen nahm ich mir die Zeit, innezuhalten und einige Worte zu finden, die meine momentane Stimmung und meine Gedanken zum Ausdruck brachten. Es war faszinierend zu sehen, wie mir selbst an den Tagen, an denen mir eigentlich nichts einfiel, dann eben doch Worte kamen – wenn auch nur, um Leere auszudrücken.

Das Schreiben kann zu einem ständigen Begleiter werden, denn wir können buchstäblich überall schreiben. Gedanken, Worte, Gefühle, Sätze, Ideen, Befindlichkeiten, Bemerkenswertes, Sachen zum Staunen, offene Fragen, Antworten – all das und mehr wird immer mehr sprudeln, je mehr wir das Schreiben zu uns einladen, indem wir es tun.

Achtsamkeit im Alltag

Im Alltag zu schreiben kann uns kleine Portionen Achtsamkeit schenken. Denn je voller und hektischer unser Leben ist, desto weniger nehmen wir es oft wahr. Wir funktionieren, wir arbeiten unsere To-do-Listen ab, wir sind für andere da. Doch so verlieren wir schnell den Kontakt zu uns selbst. Wir wissen gar nicht mehr, wie es uns eigentlich gerade geht oder was uns fehlt und erst recht nicht, wovon wir vielleicht träumen oder wonach wir uns sehnen. Wir warten auf das nächste Wochenende, den nächsten Urlaub, auf die Zeit nach dem Beruf – irgendwann muss es doch mal ruhiger werden, nicht wahr? Und dann, dann endlich ... ja, was eigentlich?

Tatsache ist, dass Ruhe- oder Mußezeiten nicht einfach irgendwann auftauchen, sondern dass wir sie uns nehmen müssen: Zeit für ruhige Momente, zum Durchatmen, zum Fühlen.

Viele Menschen, die über sich oder über etwas anderes schreiben wollen, nehmen sich ausdrückliche Schreibzeiten vor, wie z. B. montags von 18.00–20.00 Uhr oder drei Stunden am Wochenende. Das kann sinnvoll sein, um sich einen Rahmen zu geben und damit die Erlaubnis, diese Zeit für sich zu nutzen. Solche festen Zeiten können aber auch Druck aufbauen, der dem freien Schreiben über sich selbst eher entgegenwirkt.

Mein Vorschlag ist daher, das Schreiben ganz selbstverständlich in den Alltag einzuflechten, einfach hier mal etwas zu notieren, da einen Gedanken zu verfolgen, zwischendurch mal ein Buchstabengedicht zu verfassen, zu etwas, das uns gerade bewegt, und dann wieder einige Fragen zu notieren. Sie werden sehen: Je mehr Sie schreiben, desto mehr wird aus Ihnen herauswollen. Und irgendwann nehmen Sie sich ganz von allein die Zeit dafür, weil es Ihnen wichtig genug wird.

Wenn wir über und vor allem für uns selbst schreiben, geht es schnell nicht mehr allein darum, Inneres auszudrücken und herauszulassen. Wir merken dann auch, dass uns das Schreiben ein tieferes Erleben schenkt. Wir sehen mehr, wir hören mehr, nehmen mehr wahr. Wir beginnen in Zeilen zu denken, in Bildern und Geschichten. Kreatives Tun bewirkt Kreativität, das ist eine Erfahrung, die ich immer wieder mache und auch bei anderen erleben durfte. Auf diese Weise gleicht das Schreiben dann mehr und mehr einem ständigen Geburtsprozess neuer Facetten unserer Persönlichkeit und Kreativität und schenkt gleichzeitig eine immer sinnlichere Wahrnehmung der Welt. Seien Sie bereit, die Vielfalt in sich und in Ihrem Leben zu entdecken und darüber immer wieder neu zu staunen.

Den Klassiker des Schreibens für sich selbst kennen Sie ganz sicher: Es ist das Führen eines Tagebuchs.

Mein Tagebuch – ganz allein für mich

„Ein Tagebuch schreiben ist fotografieren mit einem Bleistift."
Unbekannt

Es gibt inzwischen viele ausführliche Anleitungen zum Tagebuchschreiben. Als ich als Kind mein erstes Tagebuch bekam, hat mir niemand gesagt, wie ich es führen soll. Und wie gut war das! Ich schrieb einfach drauflos. Es war schon immer eine der wenigen Tätigkeiten, bei der ich mich nie fragte, ob das nun „richtig" ist, was ich mache, oder nicht. Warum auch, es war doch nur für mich!

Heute aber ist das anders, denn das Tagebuchschreiben ist zu einer „Methode" geworden. Es wird als Technik vorgestellt, mit der man sich selbst „optimieren" kann (also z. B. um Ziele zu erreichen, sogenannte schlechte Angewohnheiten abzulegen usw.). Genau das entspricht meiner Ansicht nach aber nicht dem eigentlichen Tagebuchschreiben. Dabei geht es darum, eine Anlaufstelle zu haben für alles, was man nicht mit anderen besprechen will, was man sich manchmal kaum zu denken traut. Ein Tagebuch ist ein Ort, an dem alles ausgesprochen, alles gedacht und notiert werden darf – wirklich alles. Es ist ein zensur- und kritikfreier Ort. Ein Ort der Begegnung mit sich selbst, so, wie man gerade ist (und nicht, wie man sein will).

Ein kostbares Stück privater Raum

In Zeiten von Twitter und Facebook sind viele Menschen öffentlich geworden. Sie schreiben über alles Mögliche und posten es im Netz, sodass viele andere es lesen können. Manchmal sind das nur die (echten) Freunde, viele senden aber an eine undefinierte Öffentlichkeit. Der entscheidende Punkt dabei ist: Man schreibt anders, wenn man weiß, dass man gelesen wird, als wenn man sicher sein kann, dass das Geschriebene nur bei einem selbst bleibt (obwohl sich auch das aufzulösen scheint, wenn ich manchmal sehe, welch persönliche Dinge im Netz veröffentlicht werden ...).

Was wir mit dem sicheren Wissen, dass es kein anderer Mensch lesen wird, verfassen, kann unerhört spannend sein. Unerhört, weil sich dann oft auch Stimmen melden, die zuvor nicht zu Wort kamen, und spannend, weil es viel über sich selbst zu entdecken gibt, wenn wir uns mal ganz ungeschminkt geben.

Nun kann es gut sein, dass wir vielleicht gar nicht wissen wollen, was wir uns zu sagen haben, weil es eben nicht vorzeigbar ist. Aber genau das ist der entscheidende Punkt: Wir müssen nicht immer vorzeigbar sein! Ganz im Gegenteil: Jeder Mensch hat das Recht auf eine Privatsphäre und auch auf einen geheimen, ganz persönlichen Bereich. Indem wir all unsere Gedanken und all unser Geschriebenes in die Welt posten, nehmen wir uns selbst diesen kostbaren Raum. Ein Raum, der uns Freiheit bietet: die Freiheit, ganz wir selbst zu sein. Drei Twitternachrichten am Tag, Ihr regelmäßiger Facebookeintrag oder auch ein Blog, in dem Sie über Ihr Leben berichten, sind kein Ersatz für das, was Ihnen ein Tagebuch schenken kann.

Von mir bekommen Sie hier also keine Anleitung, sondern nur die Ermutigung, sich ein kleines oder großes Blankobuch zu kaufen und dann loszulegen. Es ist vollkommen egal, was, worüber und wie Sie schreiben, Hauptsache, Sie tun es. Ein Tagebuch muss nicht witzig sein und nicht spannend. Es muss nicht gut geschrieben sein, nicht vollständig und nicht bedeutungsvoll. Ein Tagebuch muss nichts und darf alles. Sie können notieren, was Sie tun und erleben, Sie können Ihre Gedanken oder Fragen aufs Papier bringen, das, was Sie bewegt, berührt oder betrübt. Sie können Ihre kleinen und großen Erfolge aufschreiben, das, woran Sie scheitern, und das, was Sie fürchten. Sie können sich Notizen über das machen, was Sie irgendwo gesehen, gelesen oder gehört haben, was Sie seltsam finden oder was Sie nicht verstehen. Sie können Ihre Beobachtungen notieren, das, was Ihnen an anderen Menschen auffällt, oder auch was Sie ärgert oder frustriert. Kurz und gut: Sie können in einem Tagebuch einfach alles schreiben.

Tipp: Viele der Übungen, die Sie in diesem Buch kennenlernen, können Sie ebenfalls in Ihrem Tagebuch durchführen, denn sie zielen ja darauf, dass Sie über sich schreiben. Manchmal fällt einem das auch ohne eine ausdrückliche Übung oder ohne konkrete Themenstellung leicht, manchmal kann aber ein gewisser Rahmen auch durchaus hilfreich sein. Probieren Sie einfach aus, womit Sie besser klarkommen. Sie wissen ja: Alles ist erlaubt.

Noch ein wichtiger Hinweis: Sie können auch auf Ihrem Rechner oder sogar im Internet ein Tagebuch führen (es gibt inzwischen spezielle Seiten, die einen solchen Service anbieten). Ich persönlich würde Ihnen allerdings raten, Ihr Tagebuch lieber per Hand mit Stift und auf Papier zu führen. Es macht oft einen ganz entscheidenden Unterschied, ob wir mit der Hand schreiben oder auf einer Tastatur. Probieren Sie es gegebenenfalls aus und achten Sie sehr bewusst darauf, ob Sie handschriftlich anders schreiben.

Tagebücher für besondere Zeiten

Zusätzlich oder alternativ zu einem normalen Tagebuch können Sie auch Tagebücher für besondere Zeiten führen, wie z. B. diese:

- Ein Reisetagebuch. Reisen bringen uns aus unserem gewohnten Alltag und sind deshalb immer etwas Besonderes, ob Sie nun auf einen Campingplatz in der Nähe fahren, ein Fernziel ansteuern oder gar eine Weltreise unternehmen. Die meisten Menschen halten ihre Erinnerungen an einen Urlaub mit Fotos fest. Zusätzlich (oder alternativ) können Sie schreibend festhalten, was Sie erlebt haben und damit sogar noch für eine intensivere Wahrnehmung im Urlaub selbst sorgen.

- Das Tagebuch einer Schwangerschaft. Eltern zu werden ist sicher die aufregendste Sache im ganzen Leben. Für Frauen verändert sich zusammen mit dem Körper auch das Erleben und die Wahrnehmung, für Väter ist es spannend, an diesen Empfindungen teilhaben zu können. Ein Tagebuch der Schwangerschaft können Sie als Frau allein oder auch gemeinsam mit dem Partner führen. Oder jeder führt eines für sich und Sie tauschen sich über die Einträge aus. So bekommen Sie ein ganz einmaliges Dokument dieser Lebensentscheidung, an dem sicher auch noch Ihr Kind später Freude haben wird.
- Ein Tagebuch einer Krankheit. Eine schwere Krankheit ist ein Schicksalsschlag, mit dem viele Menschen hadern. Es kann sehr hilfreich sein, für eine solche Herausforderung ein Tagebuch anzulegen, in dem man alles notieren kann, was mit der Krankheit zusammenhängt, also nicht nur den Verlauf und die Arztbesuche, sondern vor allem auch, was die Krankheit mit einem macht. Man kann über die Veränderungen schreiben, über seine Verzweiflung und über seine Hoffnung, über die Angst und den Mut, über das, was man trotz oder auch wegen der Krankheit alles tun will. Weiterhin kann man auch darüber schreiben, was man aus und durch die Krankheit erkennt und lernt.
- Ein Tagebuch einer Krise. Eine Krise erschüttert uns bis ins Mark. Das kann eine Trennung sein, der Verlust des Arbeitsplatzes, eine Privatinsolvenz oder die klassische Midlife-Crisis. Worin die Krise auch immer besteht, unser bisher gewohntes Leben gibt es danach nicht mehr. Um diese oft gewaltigen Umbrüche zu verarbeiten und trotzdem bei sich selbst zu bleiben, um besser zu verstehen, was passiert, und auch, um immer wieder das eigene Tun und Fühlen zu reflektieren, kann ein Tagebuch große Dienste leisten.

Kommen wir nun zu einigen Schreibmethoden, die Ihnen den Einstieg in das Schreiben über sich selbst ermöglichen können und die es leichter machen, das Hier und Jetzt bewusster wahrzunehmen.

Übung: Dieser Moment

Jeder Moment, den wir erleben, ist einzigartig, denn jeden gibt es nur einmal. Jeder Moment ist vergänglich und deshalb ist jeder kostbar. Natürlich kann keiner von uns jeden einzelnen Augenblick ganz bewusst erleben, aber hin und wieder können wir ihn ganz bewusst feiern.

Nehmen Sie Stift und Papier und schreiben Sie spontan und ohne groß nachzudenken weiter: „Jetzt gerade …"

Beispiele

Jetzt gerade fühle ich mich verbunden mit dem Gestern, Heute und Morgen. Jetzt in diesem Moment merke ich, dass Zeit fließt. Meine Zeit. Lebenszeit. Jetzt gerade spüre ich mich.

Jetzt gerade bin ich irgendwie aus der Zeit gefallen. Gestolpert. Gestrauchelt. Habe den Takt verloren und die Richtung. Fühle mich verloren.

Tipp: Wenn Sie diese Übung immer wieder zwischendurch einmal aufnehmen, ermöglicht sie Ihnen eine Standortbestimmung und kann Ihnen die Vielfalt Ihrer Wahrnehmung, Ihrer Stimmungen und Befindlichkeiten deutlich machen.

Übung: Sinnlich wahrnehmen

Ohne uns darüber bewusst zu sein, nehmen wir die Welt meist durch einen bevorzugten Sinneskanal wahr, also z. B. durch das Sehen oder das Hören. Einmal ganz gezielt auch die anderen Sinne anzusprechen, bereichert unsere Wahrnehmung und lässt uns das Jetzt intensiver spüren.

Nehmen Sie sich mindestens fünfzehn Minuten Zeit, um sich in Ruhe hinzusetzen und nach und nach Ihre verschiedenen Sinne abzufragen. Notieren Sie, was Sie alles auf diese Weise erleben:

- Was sehe ich, wenn ich mich ganz bewusst umschaue? Welche Gegenstände? Welche Farben? Welche Formen? Was für ein Licht herrscht gerade dort, wo ich bin? Wenn ich meine Kopfhaltung nicht verändere, was sehe ich alles scharf und was in den Augenwinkeln unscharf? Verändert sich, was ich sehe, wenn ich besonders darauf achte? Werden Farben vielleicht intensiver, oder fallen mir Sachen auf, die ich vorher noch gar nicht wahrgenommen habe?
- Was höre ich gerade? Ist es laut um mich herum oder eher leise? Welche Geräusche sind sehr präsent und welche vielleicht mehr im Hintergrund? Wie verändern sich die Geräusche, oder bleiben sie die ganze Zeit gleich? Mag ich, was ich höre, oder fühle ich mich vielleicht gestresst davon? Kann ich bestimmte Geräusche in meinem Geist ausblenden und andere gleichsam lauter drehen? Möchte ich für mehr Ruhe sorgen, oder ist mir vielleicht nach Musik? Und speziell zum Musikhören: Welche Musik löst was in mir aus? Gibt es Musik, die ich mehr fühle als andere? Lieder, die mich beruhigen oder aktivieren? Was machte eine schöne Stimme mit mir, was löst sie in mir aus?

- Was fühle ich? Ist es z. B. kalt oder eher warm, wo ich gerade bin? Kann ich den Stoff auf meiner Haut fühlen? Nehme ich wahr, wo mein Körper einen Gegenstand berührt, also z. B. meine Oberschenkel den Stuhl, auf dem ich sitze, meine Arme den Tisch, auf dem sie liegen, oder meine Füße den Boden, auf dem sie stehen? Wenn ich durch meinen Körper gehe, habe ich irgendwo Verspannungen oder Schmerzen? Fühle ich mich innerlich eng oder weit? Habe ich vielleicht Hunger oder Durst? Bin ich müde, oder fühle ich mich voller Energie? Sehne ich mich nach etwas, oder ruhe ich in mir?
- Was rieche ich? Riecht es dort, wo ich gerade bin, gut oder eher unangenehm? Kann ich die Gerüche zuordnen, oder weiß ich bei manchen Gerüchen nicht, woher sie kommen? Kann ich mir Gerüche in meiner Erinnerung zurückholen? Welche meiner Erinnerungen sind mit Gerüchen verbunden?
- Gibt es einen Geschmack in meinem Mund? Wonach schmeckt es? Was schmecke ich gerne und was ist mir zuwider? Kann ich mir einen Geschmack in Erinnerung rufen? Welchen?

Sie werden sicher merken, dass Ihnen die Wahrnehmung bei einigen Fragen leicht fällt, während die Fragen zu einem anderen Sinneskanal einiges an Konzentration erfordern. Das wird besser, je häufiger Sie die verschiedenen Sinneswahrnehmungen trainieren.

Tipp: Schließen Sie, nachdem Sie sich ganz bewusst umgeschaut haben, die Augen, dann können Sie die anderen Sinne intensiver nutzen.

Solch eine bewusste Sinneswahrnehmungen ist übrigens auch etwas, das Sie zu ganz unterschiedlichen Zeiten und an verschiedenen Orten üben können – einmal, um Ihre sinnliche Wahrnehmung zu trainieren, aber auch, um möglichst viele Momente in Ihrem Leben ganz bewusst zu erleben. Für die meisten von uns gehen leider sehr viele Augenblicke einfach vorbei, ohne dass wir sie wirklich gewürdigt haben.

Von schönen Momenten machen die meisten Menschen Fotos, um sich ein Stück der Erinnerungen zu bewahren. Ganz ähnlich können Sie Momente aber auch in Wörtern sammeln und sich ihrer dadurch noch viel bewusster werden.

Übung: Glücksperlen sammeln

Wenn wir mit unseren Gedanken ständig bei all dem sind, was wir noch zu erledigen haben oder was uns Sorgen macht und wir zulassen, dass der Alltag mit all seinen Forderungen ständig an uns zerrt, dann bleibt kaum Raum für das kleine, leise Glück, das sich nur zeigt, wenn wir innehalten. Nehmen Sie sich deshalb immer wieder einmal die Zeit, um eine Sammlung an Glücksperlen – so bezeichne ich die kleinen und großen Glücksmomente – zusammenzustellen. Die Erinnerungen an glückliche Momente können auch später noch unser Herz erwärmen. Sie können Sie mit wenigen Worten skizzieren oder auch in ein kleines Gedicht fließen lassen.

Nutzen Sie dazu wieder die freie Assoziation: Bringen Sie sich in Kontakt mit dem Moment, in dem Sie glücklich waren, und notieren Sie all die Wörter, die Ihnen dazu spontan einfallen. Es ist dabei weniger wichtig, dass die Wörter exakt die tatsächliche Situation beschreiben, sondern entscheidend ist, dass sie Ihr Gefühl ausdrücken und Sie an diesen Moment erinnern. Zensieren Sie bitte wieder nichts, auch dann nicht, wenn Wörter auftauchen, die so gar nicht zu der Stimmung zu passen scheinen – manchmal haben sie keine große Bedeutung, manchmal können aber gerade sie ganz entscheidend sein.

Beispiel
Neulich brachte ich von einem wundervollen Tag zusammen mit meinem Lebensgefährten auf seiner Harley Davidson diese Wörter mit:

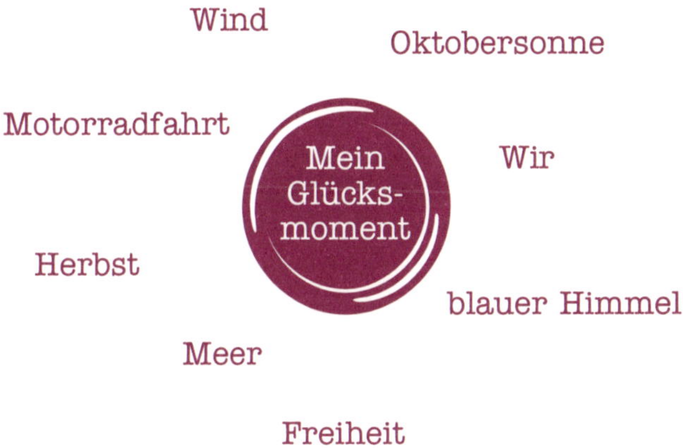

Wind
Oktobersonne
Motorradfahrt
Mein Glücks-moment
Wir
Herbst
blauer Himmel
Meer
Freiheit

Und daraus verfasste ich dann das folgende Gedicht:

Herbst
Die Oktobersonne
durchflutet die Welt mit Melancholie.
Wir halten einander
und feiern unsere Freiheit
mit einer Fahrt in die Ferne.
Oder wenigstens
bis ans Meer.

Dieses Gedicht drückt für mich das, was ich an diesem Tag empfand, in einer Intensität aus, die über das Vergangene hinausschwingt, wenn ich es lese – das ist eine meiner persönlichen Glücksperlen. Davon habe ich ganz viele.

Das Schreiben kann uns bewusst machen, dass jeder Tag, den wir erleben, ein Geschenk ist. Der Alltag bringt uns jedoch oft davon ab, das auch wirklich zu spüren. Indem wir uns unserer Tage bewusster werden, können wir ihren Wert besser schätzen.

Vielleicht kann die folgende kleine Übung Ihr täglicher Begleiter werden.

Übung: Heute ...

Es gibt eine Schreibmethode, die auf den ersten Blick etwas technisch wirkt. Aber probieren Sie sie einfach einmal aus und lassen Sie sich überraschen, denn mit ihr können wir Ungeahntes aus uns selbst schöpfen.

Es geht um die Methode der Satzvervollständigung: Man nimmt einen Satzanfang, wiederholt diesen immer wieder und vervollständigt ihn jeweils ohne groß nachzudenken, ohne zu zensieren.

Nehmen Sie sich mindestens zehn Minuten Zeit für diese Übung, denn es ist wichtig, hier wirklich ein bisschen dranzubleiben. Vielleicht haben Sie dabei das Gefühl, dass Ihnen nicht viel dazu einfällt. Schreiben Sie dann einfach noch einmal, was Sie zuvor bereits geschrieben haben. Hören Sie nicht auf, sondern wiederholen Sie ganz stumpf den Satzanfang, denn damit kommen Sie über kurz oder lang fast immer in das, was man „automatisches Schreiben" nennt. Es fließt dann, ohne dass Sie es wirklich beeinflussen oder steuern können – und genau das ist das Ziel dieser Übung. Es setzt oft in mehreren Phasen ein, das heißt: Wenn Sie nach der ersten Schreibflut glauben, dass Sie durch sind, machen Sie erst recht noch ein bisschen weiter – die Ergebnisse werden meist dann noch interessanter.

Beginnen Sie damit, jeden Tag für eine gewisse Zeit diesen Satzanfang vervollständigen: Heute ...

Beispiel

Heute ... ist ein guter Tag.
Heute ... bin ich ganz bei mir.
Heute ... habe ich schon viel geschafft.
Heute ... muss ich mich auch ausruhen.
Heute ... denke ich nicht an morgen.
Heute ... will ich weitermachen.
Heute ... geht es voran.
Heute ... habe ich keine Angst.
Heute ... nehme ich mich selbst an die Hand.
Heute ... bin ich für mich da.
Heute ...

Ein solch offener Satzanfang lässt Ihnen alle Möglichkeiten. Sie können Ihre Pläne für den Tag genauso notieren wie die Stimmung, mit der Sie in den Morgen gehen. Vielleicht schreiben Sie auch die Herausforderungen dieses Tages auf oder Ihre Sorgen. Vielleicht füllen Ihre Hoffnungen für den Tag den Satz, oder Sie geben ihm damit ein Motto. Vielleicht schreiben Sie aber auch plötzlich über eine innere Freude oder Not, von der Sie gar nichts wussten, vielleicht sprudeln Ideen aus Ihnen heraus oder Gefühle. Seien Sie sicher: Sie werden im Vorfeld nicht erahnen, was dann tatsächlich auf dem Papier erscheint.

Wenn Sie eine solche Übung täglich ausführen, macht sie Ihnen bewusst, dass jeder Tag ein Tag Ihres Lebens ist. Es ist Ihre Zeit, Lebenszeit. Manchmal denke ich, dass das Wertvollste, das uns das Schreiben über uns selbst schenken kann, genau diese Einsicht ist.

Übung: Am Ende eines Tages

Am Morgen richten wir uns aus auf das, was kommt. Am Abend hingegen bietet es sich an, eine kurze Rückschau zu halten, vielleicht mit dieser kleinen Übung. Es ist eine Achtsamkeitsübung für jeden Tag. Notieren Sie für 5-10 Minuten Ihre Gedanken zu diesen Punkten:

- Eine Überschrift für den Tag, der hinter mir liegt:
- Am Ende dieses Tages fühle ich mich:
- Was ich heute gemacht habe:
- Was ich heute gerne gemacht hätte:
- Warum ich nicht gemacht habe, was ich gerne gemacht hätte:
- Was ich für den morgigen Tag mitnehme:

Übung: Die Farben der Tage leben

Und hier habe ich noch eine weitere spielerischere Variante einer Tagesreflexion für Sie, die auf den ersten Blick etwas seltsam wirken mag, die es aber wert ist, ausprobiert zu werden.

In jedem Leben gibt es bunte Tage – Tage voller Farben und Lust und Liebe. Tage, die das Leben feiern, an denen wir lachen und tanzen und glücklich sind. In jedem Leben gibt es aber auch graue oder gar schwarze Tage. Tage, in denen es nur wenig Licht gibt, dafür Trauer und Tränen. Tage, die das Leben auf ihre Art würdigen, indem sie z. B. um Vergangenes weinen. Und in jedem Leben gibt es Tage, die irgendwo dazwischen liegen, mal etwas farbiger, mal etwas grauer.

Vielleicht haben Sie Lust, einmal die Farbe Ihrer Tage bewusster zu erkennen? Wenn Sie sich die Zeit nehmen, sich zu fragen, welche Farbe gerade in Ihrem Tag vorherrscht, und nachfühlen, was das mit Ihnen macht, schenken Sie Ihren Empfindungen Aufmerksamkeit und auch eine Möglichkeit, sich auszudrücken.

Versuchen Sie es einmal mit dieser kleinen Übung. Beginnen Sie mit dem Satz: „Mein Tag heute ist …“ und ergänzen Sie diesen mit der Farbe, die Ihnen spontan in den Sinn kommt. Bitte zensieren oder korrigieren Sie nicht, sondern nehmen Sie alles an, was kommt. Vielleicht gefällt Ihnen die Farbe nicht, aber darauf kommt es nicht an. Die spontan genannte Farbe drückt sehr wahrscheinlich exakt aus, was Sie gerade empfinden. Und wenn es „matschgrau“ ist, dann ist es matschgrau, wenn es quittengelb ist, dann ist es das. Nehmen Sie an, was kommt, und spüren Sie der Farbe einfach nur nach.

Beispiele

Mein Tag heute ist olivgrün. Er tarnt sich, um nicht entdeckt zu werden. Ich verschwinde im Hintergrund und hoffe, nicht gesehen zu werden. Heute bin ich nicht da.

Mein Tag ist heute babyblau. Quitschend hellblau. Er fühlt sich an wie eine Babydecke, auf der ich einfach liegen und in die Welt starren kann.

Wenn Sie Freude an einem solch kreativen Selbstausdruck finden, könnte Ihnen auch die folgende Übung gefallen.

Übung: Mein Moodboard

Es gibt noch eine sehr schöne Methode, mit der man die eigene Befindlichkeit erforschen kann (aber genauso gut Erinnerungen aufbereiten oder Erlebnisse verarbeiten), und zwar das Erstellen von sogenannten Moodboards.

„Mood" steht für Stimmung und „Board" für Tafel. Eigentlich werden Moodboards in kreativen Berufen wie beispielsweise in der Werbung, für Illustrationen oder Fotoserien oder auch für die Innenraumgestaltung u. Ä. genutzt. Dafür stellt man auf einem großen Karton Fotos, Farben, Materialien, Stichworte, Zitate, kurze Texte und dergleichen mehr mit dem Ziel zusammen, eine bestimmte Anmutung, also eine Stimmung oder eine Atmosphäre, ein Gesamtbild zu einem Thema oder einer Aufgabenstellung darzustellen. Und genau das können Sie für sich nutzen, um z. B. Erinnerungen an besondere Ereignisse oder Ihre eigenen Gefühle, Wünsche oder Bedürfnisse für sich selbst zu illustrieren. Sehen Sie ein solches Moodboard wie eine Pinnwand zu einem Thema, zu einer Frage, einer Erinnerung oder einem Gefühl.

Nehmen wir z. B. das Wort Familie – da wird jeder von uns sehr unterschiedliche Bilder im Kopf haben. Für den einen ist die Familie ein Ort von Geborgenheit und Sicherheit, der sich vielleicht mit einem schönen Haus, mit heimeligen Möbeln, Bildern von einem gemeinsamen

Essen oder Spieleabenden präsentieren lässt. Ein anderer verbindet mit dem Begriff Familie vielleicht etwas sich immer wieder Veränderndes, also viele verschiedene Menschen, die dazukommen, aber auch wieder gehen, Umzüge und gepackte Kisten, unterschiedliche Orte und dergleichen mehr. Würden diese beiden Personen jeweils ein Moodboard zum Thema „Familie“ erstellen, würden sie sehr verschieden aussehen.

Wenn Sie Lust auf eine Portion kreatives Schaffen haben, dann nehmen Sie sich einen schönen großen Bogen Karton zur Hand (also ein festes Papier oder eine dünne Pappe) und suchen Sie sich in Zeitschriften Fotos und Illustrationen heraus, sammeln Sie Zitate und Gedichtzeilen, suchen Sie nach passenden farbigen oder bedruckten Papieren, nach Briefen, Postkarten, Fotos, Texten, vielleicht auch Stoffen, Bändern u. Ä. – also nach allem, womit Sie Ihr ganz persönliches Moodboard erstellen können. Sie können es auch mit Farben oder Filzstiften durch Malereien und Zeichnungen ergänzen. Auch hier gilt wieder: Alles, wonach Ihnen ist, ist erlaubt.

Das bewusster wahrzunehmen, was wir tun, erleben und vor allem auch fühlen, bringt uns automatisch uns selbst etwas näher. Aber um wirklich herauszufinden, wer wir sind, gilt es auch hier tiefer einzusteigen.

Auf der Spur zu mir

Es gibt ein seltsames Phänomen: Wir kennen uns oft selbst am allerwenigsten. Viele von uns wissen über die Bedürfnisse ihrer Angehörigen und Freunde besser Bescheid als über ihre eigenen. Wir können sagen, was sich unsere Lieben wünschen, aber auszudrücken, was uns selbst fehlt, ist fast unmöglich. Und wenn uns jemand fragen würde, wer wir wirklich sind, könnte es sein, dass uns auch darauf keine Antwort einfällt.

Hier einige Ideen, wie Sie sich schreibend aufmachen können, sich selbst besser kennenzulernen. Da niemand außer Ihnen selbst lesen wird, was Sie schreiben, sollte Ihnen das ermöglichen, ganz offen, unbedarft und ehrlich an die Übungen heranzugehen. Kein Grund, etwas vorzugeben, kein Grund, etwas vorzuspielen, kein Grund, etwas zu verschweigen. Vielleicht werden Sie überrascht sein, wer da in Ihnen alles zum Vorschein kommt!

Übung: Viele Fragen, viele Antworten

Ein guter Einstieg, über sich selbst zu schreiben, ist, Listen zu erstellen. Weiter oben erwähnte ich schon die Steckbrief-Bücher, die die meisten von uns noch aus der Schulzeit kennen. Genau das kann eine schöne Möglichkeit sein, sich selbst auch heute ein bisschen näherzukommen (und ich versichere Ihnen, dass Sie es in einigen Jahren sehr spannend finden werden, zu lesen, was Sie heute zu den verschiedenen Fragestellungen aufschreiben!).

Hier einige Anregungen (die Sie natürlich durch eigene Ideen erweitern können).

Einfach:

- Ich mag:
- Ich mag nicht:
- Lieblingsdinge (Bücher, Filme, Tiere, Farben, Lebensmittel usw.):
- Das tue ich am liebsten:
- Wo ich nicht widerstehen kann:
- Was ich an mir selbst leiden kann:
- Was ich besonders gut kann:
- Was ich mir erarbeitet habe:

Schon etwas schwieriger:

- Worüber ich lachen kann:
- Worüber ich mich ärgern kann:
- Dinge, die ich immer wieder tue, obwohl ich es gar nicht will:
- Was mich berührt:
- Was mich zum Weinen bringt:
- Was ich in der Welt ändern würde, wenn ich könnte:
- Was ich mir für andere wünsche:
- Was ich anderen zeigen oder beibringen könnte:

Für Mutige:

- Was ich mir für mich selbst wünsche:
- Was andere an mir schätzen:
- Was ich geben möchte:
- Was ich nicht geben kann:
- Wie ich Liebe definiere:
- Woran ich glaube:
- Was mir wichtig ist:

Solche Fragen beantworten wir oft vor allem mit unserem Kopf, also mit rationalen Überlegungen. Wir alle sind aber mehr, als unser Verstand benennen kann. Fühlen Sie für die nächste Übung tief in sich hinein.

Übung: Was mich wirklich ausmacht

Um Antworten auf die Frage, wer Sie wirklich sind, zu finden, können Sie einmal hinter all das schauen, was Sie glauben zu sein:

Wenn ich nicht mein Name bin, dann bin ich …
Wenn ich nicht mein Beruf bin, dann bin ich …
Wenn ich nicht meine Rolle bin, dann bin ich …

Wenn ich nicht meine Aufgaben bin, dann bin ich ...
Wenn ich nicht meine Erfolge bin, dann bin ich ...
Wenn ich nicht das bin, was ich zu sein glaube, dann bin ich ...
Wenn ich nicht das bin, wofür andere mich halten, dann bin ich ...

Nähern Sie sich dann weiter, in dem Sie den folgenden Satzanfang für mindestens 10 Minuten vervollständigen. Lassen Sie wieder unzensiert alles fließen, was aus Ihnen heraus will:

Ich bin ...

Führen Sie auch diese Übungen bitte schriftlich aus, denn wie schon mehrfach gesagt: Nur im Gedankenspiel wirken solche Übungen ganz anders, als wenn sie auf dem Papier bearbeitet werden. Es kann auch sinnvoll sein, diese Übung mehrfach aufzunehmen, denn oft arbeiten wir uns dadurch regelrecht durch verschiedene Schichten unseres Seins.

Eine weitere Frage, die eng mit dem verbunden ist, wer wir wirklich sind, ist die unscheinbare Frage danach, wie es uns wirklich geht.

Übung: Wie geht es mir eigentlich ... wirklich?

Die kleine Frage „Wie geht's?" bekommen wir von allen möglichen Leuten zu hören und antworten meist automatisch: „Ganz gut" oder „Bestens" oder vielleicht auch „Ein bisschen erkältet, aber sonst o.k."

Es ist aber alles andere als einfach, wirklich zu sagen, wie es einem geht. Warum? Weil man dazu einmal ganz bewusst in sich spüren muss. Probieren Sie hierzu wieder die Methode der Satzvervollständigung aus.

Beispiel

Mir geht es gut.
Mir geht es schlecht.
Mir geht es gar nicht.
Mir geht es wie immer.
Mir geht es anders.
Mir geht es rund.
Mir geht es eckig.
Mir geht etwas ab.
Mir geht es ganz seltsam.
Mir geht es zu schnell.
Mir geht es zu langsam.
Mir geht es immer noch seltsam.
Mir geht es nicht genug voran.

Tipp: Beginnen Sie einmal für ein, zwei Wochen jeden Tag mit dieser kleinen Übung und immer demselben Satzanfang. Es ist sehr spannend, die unterschiedlichen Befindlichkeiten oder eben auch einen gewissen Gleichklang, in dem man schwingt, ganz bewusst wahrzunehmen. Vielleicht möchten Sie die Übung als Dauerwochenritual an jedem Montagmorgen in Ihrem Alltag einbauen? Sie können sie aber auch immer wieder zwischendurch nutzen, wenn Sie eine kurze Standortbestimmung brauchen.

Nun leben die wenigsten von uns allein. Vielmehr beeinflussen uns andere Menschen in vielfacher Weise: die Menschen, die wir lieben, also unser Lebenspartner, unsere Kinder, unsere Familie und Freunde, aber auch Menschen, mit denen oder für die wir arbeiten, und alle anderen, mit denen wir in irgendeiner Weise Zeit verbringen. Sich mit den eigenen Beziehungen zu befassen, kann uns sehr viel über uns selbst zeigen.

Übung: Meine Beziehungslandkarte

Im Idealfall ist das Geben und Nehmen in einer Beziehung mehr oder weniger ausgeglichen. In der Realität sieht es aber oft anders aus: Manche unserer Beziehungen geben uns Kraft, andere ziehen Energie. Es kann hilfreich sein, sich darüber einmal etwas bewusster zu werden.

Für diese Übung brauchen Sie ein großes Blatt Papier (mindestens DIN A3, besser DIN A2) und bunte Stifte.

Schreiben Sie in die Mitte des Blattes Ihren Namen und ziehen Sie einen Kreis darum.

Nun ziehen Sie noch weitere Kreise um Ihren Namen: Der erste Kreis umschließt all die Personen, die Ihnen sehr nahestehen, also Ihren Lebenspartner und Ihre Kinder, vielleicht auch Ihre Eltern, Ihre beste Freundin oder Ihren besten Freund, je nachdem, wie nahe sie Ihnen stehen.

In den zweiten Kreis kommen all jene, die Ihnen auch nahestehen, aber eben nicht ganz so sehr wie die Erstgenannten. Hier gehören z. B. Ihre Eltern und Freunde hinein (sofern Sie diese nicht in den ersten Kreis geschrieben haben), Ihre Geschwister und andere Menschen, die Ihnen viel bedeuten.

In den dritten Kreis kommen Personen, mit denen Sie viel zu tun haben, die Ihnen aber gefühlsmäßig nicht so nahestehen wie die Personen in den beiden anderen Kreisen, also vielleicht Kollegen, Ihr Chef, Nachbarn, Trainingspartner für den Sport usw.

Nun können Sie einmal ganz in Ruhe all die Namen, die Sie auf Ihrem Blatt sehen, durchgehen und der Beziehung zu ihnen nachfühlen:

- Wer tut mir gut?
- Wer eher nicht?
- Welche Beziehungen kosten mich viel Zeit, welche zu viel? Für wen nehme ich mir zu wenig Zeit, und in welchen Beziehungen möchte ich das ändern?
- Welche Beziehungen kosten mich viel Kraft, und von wem bekomme ich Energie?
- Wo gibt es ungeklärte Themen und Probleme?
- In welchen Beziehungen kann ich wirklich ich selbst sein, und wo muss ich eine Rolle erfüllen oder zeige ich nur eine Fassade?

Wie tief Sie hier gehen wollen, entscheiden Sie wie immer selbst. Sie können diese Übung recht oberflächlich machen oder dem, was die jeweilige Beziehung ausmacht, wirklich nachfühlen. Je tiefer Sie sich wagen, desto mehr werden Sie über sich erfahren – und vielleicht auch Anlässe finden, bisher Unausgesprochenes anzusprechen und Dinge zu ändern.

Übung: Briefe an meine Lieben

Weiter oben habe ich Ihnen schon einmal vorgeschlagen, Briefe an Personen aus Ihrer Vergangenheit zu schreiben. Hier geht es nun darum, Menschen zu schreiben, mit denen Sie heute noch zu tun haben. Das ist eine exzellente Möglichkeit, Ballast abzuwerfen und sich etwas von der Seele zu schreiben. Die Funktion solcher Briefe ist vielfältig: Sie können damit Dinge ausdrücken, die Sie vielleicht real nicht aussprechen können. Sie können das Verhältnis zu einer Person erforschen und Ihr eigenes Verhalten reflektieren. Sie können Danke sagen oder auch Wut ausdrücken. Sie können verschiedene Stimmen ausprobieren und ruhig auch mal über die Stränge schlagen. Sie brauchen sich nicht zu begrenzen, nichts zu zensieren, sondern können so ehrlich sein, wie Sie möchten.

Wichtig ist auch hier: Solche Briefe sind nicht dazu da, tatsächlich abgeschickt zu werden. Briefe, die Sie im Rahmen Ihres Schreibens für sich verfassen, sind ähnlich wie Tagebucheinträge zu verstehen – sie sind ganz allein für Sie selbst gedacht. Sich klar zu machen, dass diese Briefe bei Ihnen bleiben und nie von der angeschriebenen Person gelesen werden, ermöglicht Ihnen, wirklich zu schreiben, was Sie denken und fühlen.

Ich habe schon immer Briefe geschrieben, die ich nicht abgeschickt habe. In ihnen konnte ich zum Beispiel meine Enttäuschung ausdrücken, Vorwürfe formulieren oder Fragen stellen. Ich konnte ansprechen, was ich im Verhalten der anderen Person nicht verstand, oder erforschen, wie es mir in der Beziehung zu dieser Person ging. Die wichtigste Funktion war aber immer, meine eigene Position besser zu verstehen, also das, was die Beziehung mit mir machte. Mir helfen solche Briefe bis zum heutigen Tag, immer wieder zu mir selbst zu kommen und vieles klarer zu sehen. Oft hat allein das Schreiben dieser Briefe dann auch die tatsächliche Beziehung beeinflusst, weil ich anders auftreten konnte oder Angestautes loslassen konnte.

Hier einige Anlässe, bei denen Sie Briefe schreiben könnten:

- Sie haben das Gefühl, Ihre Beziehung zu Ihrem (Ehe-)Partner hat sich verändert. Schreiben Sie, was Sie empfinden, frei herunter, genau so, wie es in Ihnen ist. Da Sie den Brief nicht abschicken werden, müssen Sie nicht freundlich sein, nicht vorsichtig und nicht einmal fair. Sie können Wut ausleben, wenn welche da ist, Frust ausdrücken, wenn der in Ihnen frisst, oder auch Angst, die Sie empfinden, und vieles mehr. Es kann sein, dass Sie mehrere Briefe brauchen, um erst einmal die vordergründig angestauten Gefühle loszuwerden. Danach können dann oft erst andere Stimmen zu Wort kommen. Vielleicht entdecken Sie Ihre alten Gefühle von Liebe wieder, oder Sie erkennen, dass Sie einen zu hohen Preis für die Beziehung zahlen. Briefe zu schreiben lässt einen vieles klarer sehen.
- Sie merken, dass das Verhältnis zu Ihren Kindern immer schwieriger wird, und Sie erleben sich selbst oft als gereizt und ungerecht. Schreiben Sie ihnen, was Sie sich für sie wünschen, was Sie für sie empfinden und warum es Ihnen vielleicht so schwerfällt, Ihre Liebe anders zu zeigen. Drücken Sie aus, wie viel Angst Sie um sie haben und dass Sie oft unter Schuldgefühlen leiden, weil Sie fürchten, alles falsch zu machen. Nehmen Sie sich in diesen Briefen den Raum, schwach zu sein und nicht weiter zu wissen. Es erleichtert sehr, das zulassen zu können, und es kann Ihnen ermöglichen, sich anders zu verhalten.
- Vielleicht haben Sie ein Elternteil, zu dem Sie kaum noch Kontakt haben oder mit dem die Kommunikation immer schwieriger wird? Dann können Sie auch dieser Person Briefe schreiben. Im direkten Kontakt tun sich viele Menschen mit ihren Eltern schwer, wenn diese älter werden, vor allem dann, wenn Verwirrung oder Starrsinn dazukommen. Briefe zu schreiben kann eine sehr gute Möglichkeit sein, sich seiner eigenen Gefühle bewusster zu werden, vielleicht

auch alte Wunden endlich heilen zu lassen (oder auch überhaupt erst einmal wahrzunehmen!), Schuldgefühle zu benennen und sich davon zu befreien und vieles mehr. Sie können in solchen Briefen Vorwürfe genauso wie Zuneigung ausdrücken, Sie dürfen wütend sein oder kindisch, liebevoll oder zornig. Alles ist erlaubt.

Übung: Von mir an mich

Eine weitere Spielart des Briefeschreibens ist die, an sich selbst zu schreiben. Sie können darin alles formulieren, was Sie sich immer schon sagen wollten. Und das Beste ist: Sie können sich dann in einem Brief selbst antworten! Was vielleicht ein bisschen seltsam klingt, kann zu einem höchst spannenden und gewinnbringenden Dialog mit sich selbst führen. Seien Sie mutig und probieren Sie es einfach einmal aus.

Wenn ich verwirrt bin und mich nicht mehr richtig spüre, schreibe ich oft einen Brief an mich. Ich frage mich manchmal direkt, wo ich gerade stehe und was mit mir ist. Das hilft mir, wieder ins Jetzt zu kommen und auch schwierige Phasen besser zu überwinden.

An uns selbst zu schreiben können wir auch dazu nutzen, uns Botschaften für später zu senden, also gleichsam an unser zukünftiges Ich zu schreiben

Übung: Eine Postkarte an mich

Im Urlaub ist vieles anders. Wir fühlen uns, fernab des Alltags mit seinen Anforderungen und Verpflichtungen, freier und uns selbst näher. Vielleicht kommen wir in Kontakt mit Träumen, die wir immer wieder aufgegeben haben, oder wir entdecken etwas Neues, das wir weiterverfolgen wollen.

Nutzen Sie die Stimmung, in der Sie gerade sind, und schreiben Sie sich selbst eine Postkarte. Schreiben Sie für sich auf, was Sie sich wünschen, damit es in Ihrem normalen Leben nicht wieder untergeht.

Beispiel

Ich schrieb mir einmal eine Postkarte aus Florida. Auf der stand:

„Nicht vergessen: annehmen, was ist. Nicht zu viel von allem, das aber intensiv. Irgendwo ist immer Sonne, und irgendwo ist immer Strand. Alles ist gut. Alles macht Sinn. Ich bin o.k. Andere sind o.k. Das Leben ist ein Fluss, und im Fluss zu sein, heißt leben. Fische können lachen und Vögel auch. Lebe heute, hier und jetzt, und tu, was dich glücklich macht. Mach das Beste aus allem. Auch in der Traurigkeit kann man glücklich sein. Ich darf sein, was ich bin. Was ich erlebt habe, gehört mir. Ich bin reich.“

Die Karte kam nach meiner Heimkehr an, und ich weiß noch genau, wie schön ich es fand, dass ich mir das geschrieben hatte. Und was schreiben Sie sich?

Schreibend durch dunkle Zeiten

Ich schrieb diese Postkarte auch als Mutmacher an mich, da ich ahnte, dass mit meiner Heimkehr eine nicht ganz einfache Zeit anbrechen würde. Schwierige und dunkle Zeiten kennt jeder.

Wenn das Leben uns den Boden unter den Füßen wegzieht, versagt uns oft die Stimme. Im freien Fall möchten wir laut schreien, haben aber keine Kraft dazu. Wir haben endlos viele

Fragen, trauen uns aber nicht, sie zu stellen, weil es nicht genug Antworten gibt. Wir möchten über uns und über das reden, was in uns vorgeht, aber wir wissen nicht, wem gegenüber wir uns mitteilen können und was zu sagen eigentlich Sinn macht. Manchmal sind wir auch einfach ganz allein mit unserem Schmerz und unserer Angst. Das Schreiben kann uns ein Begleiter sein, gerade in schwierigen, dunklen Zeiten und in Zeiten der Verzweiflung.

Manchmal führen uns Krisen an einen Punkt, an dem wir uns uns selbst zuwenden müssen. Eine gescheiterte Ehe, der Verlust der Arbeit oder auch eine schwere Krankheit – in Zeiten, in denen das Leben, wie wir es kannten, nicht nur in seinen Festen wankt, sondern regelrecht zusammenbricht, bleibt oft nicht viel mehr als wir selbst.

In meiner persönlichen Krise brachen nicht nur meine wohl gepflegten Fassaden zusammen, die ich über eine lange Zeit nach außen präsentiert hatte, sondern auch mein Fundament wurde gesprengt. Ich verlor viel: das, woran ich geglaubt hatte, einen Großteil meiner Arbeit, für die ich viele Jahre gelebt hatte, und noch einiges mehr, in das ich viel investiert und für das ich große Teile meines Selbst geopfert hatte. All das gab es plötzlich nicht mehr. Das Loch, in das ich stürzte, war tief und der Schmerz unfassbar. Aber in dem Moment, als ich dachte, ich sei verloren, fand ich etwas ganz Kostbares: mich selbst und ein ganz zartes, erstes Ja zu mir.

In dieser Zeit war das Schreiben eine meiner wichtigsten Stützen. Mit dem Stift auf dem Papier konnte ich nicht nur herauslassen, was mich so quälte, sondern mir selbst näherkommen und es wagen, wirklich zu fühlen. Ich habe auf dem Papier gerungen und gekämpft, ich habe gehadert und gehasst, geliebt und gelebt. Manchmal flossen nur wenige Worte, vielleicht nur einige Zeilen. Manchmal aber schrieb ich Seite um Seite, so als müsste an diesem Tag alles aus mir heraus, was sich angestaut hatte. Als hinge mein Leben von den Wörtern ab, die so zahlreich aufs Papier flossen und ein Blankobuch nach dem anderen füllten.

Das Schreiben war *das* Instrument für mich, das mir zu erkennen half, was mir widerfahren war und was meine eigenen Anteile daran waren, wie ich dorthin gekommen war, wo ich nun saß, und was genau das über mich aussagte. Es half mir zu erkennen, wer ich versucht hatte zu sein, und nach und nach auch, wer ich wirklich war. Schreibend konnte ich mich erst in winzigen, dann aber auch in immer größeren Schritten von alten Mustern befreien und achtsamer für mich selbst werden, für mein wahres Sein.

Das Schreiben half mir auch ganz wesentlich dabei, mich zu öffnen. Durch die Worte, die aus mir flossen, hielt ich die Tür nach draußen offen und versank nicht in der Dunkelheit des Schmerzes.

Mit den folgenden Anregungen möchte ich Ihnen einen Weg zeigen, wie auch Sie Türen öffnen können, statt sie zu schließen.

Manchmal ist es schwierig, allein die Kraft zu finden, zu Stift und Papier zu greifen, aber das Schreiben kann so viel Trost, Erleichterung und auch Klarheit bringen, dass es sich lohnt, sich immer wieder selbst dazu zu motivieren. Auch hier gilt: Beginnen Sie mit einem ersten Wort, dann ist der Anfang gemacht. Schreiben Sie „Schmerz" oder „Trauer" oder „Krise" in die Mitte eines Blatt Papiers und beginnen Sie alle Wörter zu sammeln, die Ihnen dazu einfallen. Damit kommen Sie immer ins Schreiben.

Das Leben ist nicht immer glücklich

Ich möchte Sie ausdrücklich ermutigen, sich gerade auch den eher schwierigen Gefühlen zu widmen. Wir leben in einer Welt, in der alle nach Glück streben, dunkle Gefühle sind unpopulär. Natürlich ist es schön, glücklich und zufrieden zu sein, aber ohne all die anderen Gefühle, wie z. B. Traurigkeit, Melancholie, Angst oder Wut, bleiben Glück und Zufriedenheit oberflächlich. Ich denke, dass zu einem intensiven Leben all unsere Empfindungen gehören, denn diese Empfindungen, das sind wir.

Ich habe mir z. B. lange verboten, meine Melancholie offen zu leben, aber sie macht mich ganz wesentlich aus. Wenn ich mich an dieser Ecke selbst beschneide, verliere ich auch an allen anderen Ecken meine Empfindungs- und Ausdrucksfähigkeit.

Mit den folgenden Übungen möchte ich Ihnen zeigen, wie Sie sich auch an Gefühle wagen können, die Sie vielleicht lieber meiden.

Übung: In sich fühlen

Nun ist das mit dem Fühlen natürlich nicht so einfach, denn die meisten von uns sind ziemlich gut darin, Gefühle „wegzudrücken". Bereits als Kinder lernen wir, dass es nicht gut ankommt, wenn wir unserer Wut freien Lauf lassen oder unkontrollierte Lachanfälle bekommen. Wir lernen also schon früh, uns zusammenzureißen und zu benehmen, uns zu kontrollieren und unsere Gefühle in den Griff zu bekommen. Für das soziale Miteinander ist das nützlich und auch angemessen (zumindest bis zu einem gewissen Grad), aber wir zahlen dafür auch einen hohen Preis: dass wir nämlich mit der Zeit verlernen, uns selbst zu spüren, und gar nicht mehr wahrnehmen, was eigentlich in uns ist.

Nehmen Sie sich für diese Übung etwas mehr Zeit und planen Sie ruhig auch mehrere Anläufe ein, denn nicht immer wird Ihnen sogleich der Zugang zu Ihren Gefühlen gelingen. Zur Unterstützung der Übung können Sie Musik laufen lassen, die Sie berührt und bewegt, denn damit kommen Sie leichter ins Fühlen.

Setzen Sie sich nun ruhig hin und werden Sie sich erst einmal der Situation bewusst, in der Sie gerade sind. Sie können mit der kleinen Sinnesübung von weiter oben beginnen und einmal darauf achten, was Sie gerade sehen, hören, riechen und schmecken. Und dann fragen Sie sich so offen wie möglich, ohne Erwartungen oder Bewertung:
Was fühle ich gerade?

Es kann gut sein, dass Sie erst einmal nichts fühlen. Dann fragen Sie ganz behutsam nach: Bin ich vielleicht müde, geschafft oder erschöpft? Oder fühle ich mich eher gestresst und angespannt? Bin ich vielleicht genervt und gereizt? Oder gut gelaunt und fröhlich? Fühle ich mich gelähmt oder gelöst? Bin ich verwirrt oder fröhlich?

Was immer Sie fühlen, lassen Sie es zu. Alles darf sein. Sie können ein Gefühl von Ungeduld haben oder von Gleichgültigkeit. Sie können neugierig sein oder ängstlich. Sie können hungrig sein oder gelangweilt.

Fragen Sie weiter: Bin ich gerade glücklich? Bin ich vielleicht traurig? Fehlt mir etwas? Sehne ich mich nach etwas? Fühle ich mich gerade reich? Mache ich mir Sorgen? Fühle ich Liebe in mir? Für wen oder was?

Seien Sie in Ihren Fragen respektvoll und achtsam, denn Sie werden sich nur dann öffnen, wenn Sie das Gefühl haben, sich selbst vertrauen zu können. Leider bewerten wir uns oft sehr hart und schelten uns für das, was in uns ist. Wie oft sagen wir z.B. zu uns so etwas wie „Nun stell dich nicht so an!“, wenn wir unsicher oder ängstlich sind, oder „Mensch, nun mach doch mal“, wenn wir unentschlossen und zögerlich sind. Manch einer sagt sich auch so etwas wie „Nun werd mal nicht gleich übermütig!“, wenn er zufrieden mit einer Leistung ist oder „Komm mal wieder runter“, wenn er sich richtig gut fühlt. Ganz selten lassen wir uns einfach nur sein mit dem, was in uns ist – und genau darum geht es in dieser Übung.

Nehmen Sie Ihr Buch oder ein Blatt Papier zur Hand und nutzen Sie wieder die Methode der Satzanfänge, indem Sie diesen Satz für mindestens 10 Minuten immer wieder vervollständigen:

Ich fühle (mich) gerade ...

Zensieren Sie dabei nichts, sondern nehmen Sie alles an, auch wenn Sie z. B. 20 mal schreiben wollen: „Ich fühle nichts." Auch das ist o.k. Lassen Sie es fließen und schauen Sie, was passiert.

Auf diese Weise können Sie sicher einige Gefühle benennen. Mit der folgenden Übung können Sie diese dann noch etwas intensiver erforschen.

Übung: Synonyme finden

Als Synonym bezeichnet man ein Wort, das dasselbe oder zumindest annähernd das Gleiche wie ein anderes Wort ausdrückt. Ein Synonym für Liebe ist z. B. Zuneigung (was aber vom Gefühl her schwächer ist) oder auch Leidenschaft (was eine eher sexuelle Note hat) oder Verbundenheit (was aber auch wiederum eine bestimmte Färbung hat). Synonyme geben uns die Möglichkeit, uns differenzierter und damit genauer und treffender auszudrücken. Und gerade bei Gefühlen kann es tatsächlich um Nuancen gehen, wenn wir verstehen wollen, was wirklich in uns vorgeht.

Beispiel

Wenn ich sage „Ich bin sauer“, beschreibe ich damit ein Gefühl, das so ziemlich jeder schon einmal hatte. Es ist eine sehr allgemeine Beschreibung von Ärger, die nicht allzu viel aussagt. Indem ich nun aber einmal gezielt Synonyme zu „Ärger“ suche, fächern sich die verschiedenen Varianten dieses Gefühls vor mir auf, und ich kann nachspüren, was eigentlich genau in mir vorgeht.

Synonyme zu Ärger sind: Wut, Groll, Gereiztheit, Genervtsein, Verbitterung, Empörung, Verdruss, Frust, Verdrossenheit und viele andere mehr. Ich spüre vielleicht die meiste Resonanz bei dem Begriff „Frust“ und kann hier nun weiter nachforschen. Zu Frust sammele ich dann z.B. diese Synonyme: Enttäuschung, Unbefriedigtsein, Überdruss, Langeweile, Missmut, Ernüchterung usw. Hier spricht mich nun „Langeweile“ am meisten an, und so erkenne ich, dass das ungute Gefühl in mir weniger Ärger ist, als vielmehr ein Ausdruck von Not, weil ich die Langeweile in meinem Leben nur noch schwer aushalte. Dadurch kann ich viel besser für mich sorgen, als wenn ich nur das diffuse Gefühl von Sauersein wahrnehme.

Sich besser zu verstehen macht es möglich, besser für sich zu sorgen

Meine Erfahrung ist: Wenn wir achtsamer mit uns selbst umgehen und zu verstehen versuchen, was wirklich mit uns los ist, wird es leichter, uns selbst etwas Gutes zu tun. Das müssen gar nicht immer große Veränderungsprojekte sein. Manchmal sind es kleine Schritte, die schon viel bewegen. Wenn Sie allerdings nicht einmal eine Ahnung davon haben, was wirklich in Ihnen ist oder was Ihnen fehlt, wird es schwer bis unmöglich, etwas zu finden, das Ihnen guttut.

Die gute Nachricht ist: Je öfter Sie sich selbst dazu einladen, Ihre Gefühle bewusst wahrzunehmen, desto leichter wird es Ihnen fallen, sich darauf einzulassen. Es braucht etwas Mut und es braucht auch gute Erfahrungen mit solchen Übungen, um sich für sich selbst zu öffnen. Doch Sie werden sehen, es lohnt sich, denn Sie werden ein immer besseres Gespür für das bekommen, was gerade in Ihnen ist und damit auch dafür, was Sie brauchen und was nicht.

Wenn Sie auf diese Weise immer mehr Gefühle in sich finden, werden Sie sehr wahrscheinlich auch auf Traurigkeit oder bei Verlusten auch auf Trauer stoßen. Das sind oft überwältigende Gefühle, die uns lähmen oder sogar unser ganzes Sein einfärben können. Haben Sie auch vor diesen Gefühlen keine Angst. Schreibend können Sie sich ihnen in kleinen Schritten stellen.

Der Schmerz des Verlustes

Trauer und Traurigkeit sind keine „Vorzeigegefühle". Die Welt präsentiert sich lieber fröhlich und lachend. Aber Trauer und Traurigkeit gehören zum Leben dazu. Sie nicht zuzulassen bedeutet, sich von ganz wesentlichen und menschlichen Bereichen abzuschneiden. Wenn wir jemanden oder etwas verlieren, das uns viel bedeutet hat, ist Trauer angemessen. Wenn jemand, der uns nahesteht, leidet, darf uns das berühren. Und wenn wir das an uns heranlassen, was in der Welt passiert, dürfen wir ebenfalls traurig sein. Für mich ist Trauer ein Ausdruck von Liebe und Traurigkeit ein Zeichen vom Mitgefühl.

Natürlich soll es nicht darum gehen, sich in diesen Gefühlen zu verlieren, aber sie dürfen sein. Gerade nach Verlusten, die noch ganz frisch sind, scheint die Trauer oft überwältigend. Nichts anderes als der Schmerz hat dann Platz in uns. Schreibend können wir unserer Trauer und Traurigkeit einen Raum geben, in dem diese Gefühle einerseits sein und sich ausdrücken dürfen, in dem sie aber andererseits auch bleiben können, damit sie nicht unser ganzes Leben ausfüllen.

Übung: Meine Traurigkeit

Meiner Erfahrung nach wird Trauer immer größer, wenn man sie zu unterdrücken versucht, während sie einen weniger beherrscht, wenn man sie zulässt. Um Ihrer Trauer einmal ganz bewusst nachzufühlen, möchte ich Ihnen die Methode des Clusterns vorstellen. Sie können diese Methode natürlich auch für andere Gefühle nutzen.

Beim Clustern beginnen Sie mit einem ersten Wort. Dieses notieren Sie in der Mitte eines Blatt Papiers und ziehen dann eine „Blase" darum, also z. B. so:

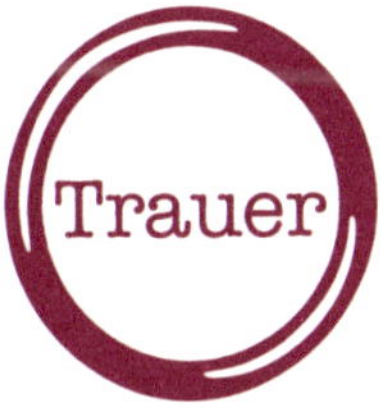

Zu diesem Wort sammeln Sie nun Wörter, die Ihnen spontan einfallen, so wie Sie es schon von der freien Assoziation kennen. Auch hier gilt: Sie dürfen alles schreiben, was Ihnen in den Sinn kommt. Malen Sie wieder um jeden Begriff eine „Blase".

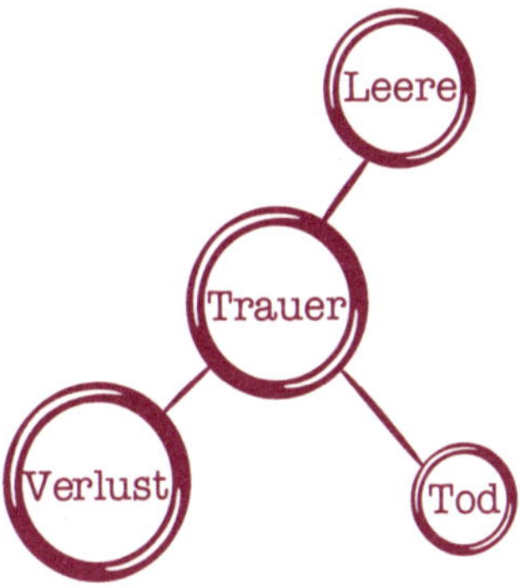

Nun wird jeder einzelne Begriff zum neuen Ausgangspunkt. Sie sammeln also zu jedem der Begriffe wieder neue Wörter, die Ihnen einfallen. Diese Begriffe müssen keinen klaren Bezug mehr zum Ausgangswort haben, sondern Sie nehmen wieder alles an, was Ihnen in den Sinn kommt.

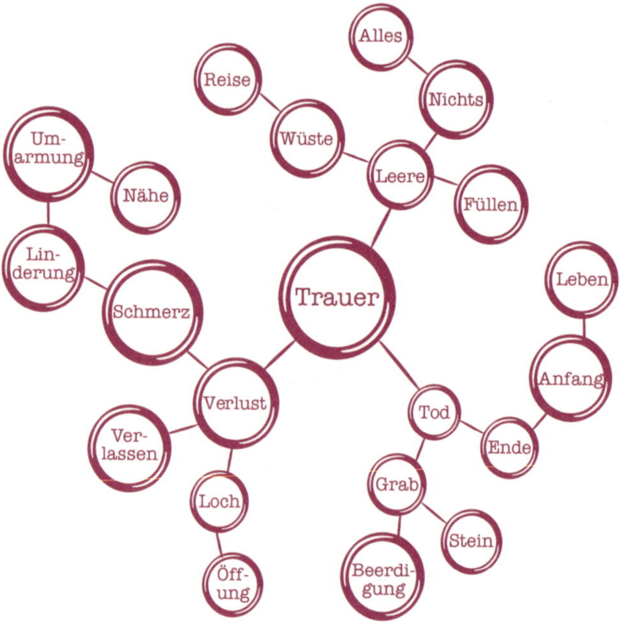

Wie Sie an diesem Beispiel sehen können, kommen durch diese Methode sowohl Begriffe auf das Papier, die eng mit dem Ausgangsbegriff verbunden sind, aber auch solche, die einem nicht sofort eingefallen wären. So sind „Tod“ und „Schmerz“ eher nahe liegende Assoziationen zum Begriff „Trauer“, aber „Stein“ oder „Nähe“ weniger. Auf diese Weise findet man oft Möglichkeiten, seine Gefühle auf eine ganz andere Art auszudrücken.

Beispiel
Aus dem obigen Cluster können dann z. B. Gedichte entstehen:

Ohne Dich
Zu Stein geworden,
in meiner Trauer
suche ich nach einer Öffnung
und einem Weg
zurück ins Leben.
Ohne Dich.

Auf der Suche nach Nähe
Aus der Ohnmacht
erwacht
umarme ich den Schmerz
über deinen Verlust,
denn er ist alles,
was für den Moment bleibt.

Sie können auch einzelne oder zusammenhängende Wörter aus dem Cluster nehmen und sich weiter damit beschäftigen. Hier könnte man z. B. das Gegensatzpaar „Ende" und „Anfang" für freie Assoziationen nutzen oder auch darüber reflektieren, ob der Tod vielleicht eine Art Reise ist. Vielleicht schreiben Sie auch eine Geschichte über den Menschen, den Sie betrauern, und erstellen dazu ein neues Cluster, das mit dem Namen der Person in der Mitte beginnt. Die Möglichkeiten, mit einem Cluster weiterzuarbeiten, sind wirklich unendlich. Wenn Sie die Methode für sich selbst ausprobieren, werden Sie spüren, welche Begriffe besonders wichtig sind und wie Sie damit weiterarbeiten können.

Das Clustern ist eine wundervoll öffnende Methode, mit der man auf eine ganz weiche und bewegende Art ins Schreiben kommen kann. Weiter oben haben Sie die freie Assoziation kennengelernt. Das Clustern ist so etwas wie eine vielfache freie Assoziation, denn Sie sammeln zu immer neuen Begriffen Wörter. Der Sinn des Clusterns liegt darin, den Geist zu weiten und aus Bereichen des Bewusstseins zu schöpfen, die über den Verstand nicht immer zugänglich sind. Aus Ihrer Sammlung können dann intensive Texte entstehen. Wie gezeigt, können Sie aus den Worten Lyrik formen oder eine Schilderung oder Geschichten. Alles, was Ihnen hilft, Ihrer Trauer Ausdruck zu verleihen, ist ein Schritt in Richtung Heilung.

Neben Trauer und Traurigkeit gibt es noch viele andere Gefühle, die im normalen Alltag oft weggeschoben werden. Trotzdem können sie uns beeinflussen und manchmal auch in unserem Leben beschränken. Setzen Sie sich mit solchen Gefühlen einmal schriftlich auseinander.

Übung: Briefe an Gefühle schreiben

Das Schreiben von Briefen kennen Sie ja inzwischen schon aus anderen Übungen. Man kann aber nicht nur an Personen schreiben, sondern auch an Gefühle. Das klingt im ersten Moment vielleicht etwas merkwürdig, aber ein Brief an Ihre Angst oder Ihre Wut kann sehr erhellend sein. Probieren Sie es einfach einmal aus.

Beispiel

Ich persönlich habe schon oft an meine Gefühle geschrieben. In letzter Zeit habe ich schriftlich Zwiesprache mit meiner Angst gehalten, und daraus sind dann Gedichte wie dieses entstanden:

Tanz mit der Angst
Komm, Angst,
ich tanz mit dir.
Ich halte deine Hände
und steh mit dir im Sturm.
Zusammen stellen wir uns dem,
was man Leben nennt.
Und
es ist schön.

Sie können aber nicht nur an Ihre Gefühle schreiben, sondern auch an Herausforderungen, wie z. B. an eine Krankheit. Schreiben Sie alles auf, was Sie Ihrer Krankheit am liebsten sagen würden. Wagen Sie, in Kontakt mit Ihrer Wut auf die Krankheit zu kommen, mit Ihrem Frust und mit allem anderen, was sie in Ihnen auslöst. Schreiben Sie, ohne groß nachzudenken oder zu zensieren, lassen Sie die Wörter fließen, wie sie kommen. Auch hier ist es gut möglich, dass Sie in eine Art Dialog treten und dadurch viel über sich selbst herausfinden, einen anderen Zugang zu Ihrer Krankheit bekommen.

Indem Sie aktiv mit den Herausforderungen umgehen, vor die Sie das Leben stellt, sagen Sie Ja zu dem, was ist, und setzen sich damit auseinander. Gefühle wie Angst oder Wut können uns hilflos machen, eine Krankheit ohnmächtig. Indem wir uns ihnen schreibend stellen, kommen wir uns selbst näher und können Kraft und Mut finden, auch solche schwierigen Phasen zu meistern.

Jetzt leben heißt intensiv leben

All die Methoden und Anregungen, die Sie in diesem Kapitel „Einblicke" bekommen haben, zielen darauf ab, dass Sie das Jetzt intensiv und dabei sich selbst so bewusst wie möglich wahrnehmen. Ob man das will oder nicht, ist natürlich jedem selbst überlassen. Ich persönlich kann nur sagen, dass mich meine Achtsamkeit und die bewusste Hinwendung zu mir und dem, was in mir ist, mein Leben in vielfältiger Weise bereichert. Mehr noch: Es ist das, was für mich das Leben ausmacht.

Darüber hinaus können wir ganz anders nach vorne schauen, wenn wir uns selbst nahe sind. Wir können dann Entscheidungen für ein Leben treffen, das uns gerecht wird und uns erfüllt. Wir können unseren eigenen Weg finden.

Ausblicke – Was vor mir liegt

Die Zukunft – für manch einen glänzt sie golden, anderen macht sie eher Angst. Sind Sie selbst ein Planer, oder leben Sie in den Tag hinein? Wissen Sie, was Sie in einem Jahr tun werden oder sogar in 5 oder 10 Jahren, oder tun Sie sich schwer, auch nur die Termine für die nächste Woche festzulegen? Wie Sie an Ihre Zukunft denken und was sie für Sie bedeutet, hat viel damit zu tun, wie Sie leben. Und auch das können Sie schreibend erforschen.

Zukunft bedeutet für mich Potenzial. Wie groß es ist, liegt sicher zu einem guten Teil nicht in meiner Hand, da ich nicht weiß, wie lange mein Leben dauern oder was sich mir in den Weg stellen wird. Sich deshalb aber nicht mit der Zeit zu befassen, die vor mir liegt, halte ich für den falschen Weg, denn wenn ich mich schreibend mit der Zukunft auseinandersetze, sensibilisiert mich das dafür, dass die mir zur Verfügung stehende Zeit begrenzt ist. Diese Erkenntnis ist schmerzhaft, kann mir aber gleichzeitig sehr kraftvoll den Wert meiner Zeit bewusst machen.

Lebenszeit ist unser kostbarstes Gut

Da unsere Lebenszeit nicht unendlich ist, ist sie kostbarer als alles andere. Wir leben jedoch oft in den Tag hinein, als wären wir unsterblich.

Über die eigene Sterblichkeit nachzudenken ist, zugegeben, unangenehm. Je älter ich werde, desto bewusster wird mir, dass meine Zeit hier begrenzt ist. Manchmal macht mir das Angst, aber immer öfter kann ich daraus sehr viel Mut schöpfen, Dinge anzugehen, die ich mir für mich und mein Leben wünsche.

„Das kann ich später noch machen" ist ein Satz, der mir immer seltener über die Lippen kommt, denn mein „Später" wird immer überschaubarer.

Die meisten von uns können den eigenen Tod weder vom Verstand noch vom Gefühl her fassen, sodass manch einer das Thema ganz verdrängt oder eine große Portion Zynismus entwickelt und seine Scherze darüber macht. Doch sich hin und wieder klar zu machen, dass man nicht ewig lebt, führt direkt zu der Notwendigkeit, heute zu leben – und zwar möglichst so, dass es einen nährt und bereichert. Dazu aber gilt es herauszufinden, was uns fehlt und was wir brauchen. Genau dabei wiederum können uns Schreibübungen ein gutes Stück weiterhelfen.

Beim Ausmalen der eigenen Zukunft stellt sich die Frage, wie realistisch man dabei bleiben sollte. Die Antwort darauf hängt davon ab, was Sie mit dem Schreiben über Ihre Zukunft erreichen wollen. Wenn es darum geht, sich schreibend daran zu machen, konkrete Ziele für die nächsten Jahre festzulegen, müssen Sie sicher realistischer sein, als wenn Sie Ihr eigenes Leben als Ausgangsort für eine fantastische Geschichte sehen (warum nicht, das könnte ein prima Roman werden!). Grundsätzlich aber würde ich auch hier dazu raten, nichts, was Ihnen in den Sinn kommt, zu zensieren. Wann immer wir Gedanken unterdrücken und aussortieren, kommt damit der Schreibfluss ins Stocken. Nehmen Sie deshalb einfach an, was Ihnen dazu einfällt – aussortieren können Sie später immer noch.

Klassische Zukunftsschreibübungen

Es gibt einige Klassiker unter den Schreibübungen, was den Blick nach vorne angeht. Diese zielen darauf, herauszufinden, was wir aus unserem Leben machen wollen. Hier einige Anregungen dazu:

- Stellen Sie sich vor, dass in einer Zeitschrift in 10 Jahren ein Artikel über Sie erscheint. Schreiben Sie diesen Artikel. Was möchten Sie in diesem Artikel über sich lesen?
- Stellen Sie sich vor, wie Sie als alte Frau oder als alter Mann in einem gemütlichen Ohrensessel sitzen und Ihren Urenkeln von Ihrem Leben erzählen. Was werden die Kinder hören?
- Versetzen Sie sich in Ihrer Vorstellung an den Tag Ihrer Beerdigung. Dort werden einige Reden über Sie gehalten. Schreiben Sie diese Reden, also was z. B. Ihr Lebenspartner über Sie sagen soll, was Ihre Kinder, was Ihre besten Freunde usw.

Probieren Sie diese Übungen einmal für sich aus, und zwar auf jeden Fall schriftlich. Es macht einen großen Unterschied, ob man solche Szenarien mal eben schnell durchdenkt oder ob man sich die Zeit nimmt, sie wirklich schriftlich zu bearbeiten.

Sie werden durch die Übungen auf eine ganze Reihe Dinge stoßen, die Ihnen wichtig sind, und Sie werden Ideen bekommen, was Sie sich in den nächsten Jahren vornehmen möchten – vielleicht ein neues Hobby, vielleicht einen Jobwechsel, vielleicht möchten Sie reisen oder aufs Land ziehen. Sie können dann auf dieser Grundlage Zukunftsszenarien für sich entwickeln.

Übung: Mein Leben in der Zukunft

Schreiben Sie spontan, was Ihnen zu diesen Punkten in den Sinn kommt:

- Mein Leben in 5 Jahren:
- Mein Leben in 10 Jahren:
- Mein Leben in 20 Jahren:

Vielleicht tauchen hier einige Elemente auf, die Sie schon in den Übungen zuvor für sich gefunden haben, vielleicht stoßen Sie aber auch noch auf neue Ideen. Halten Sie alles fest, auch wenn es vielleicht unerreichbar erscheint. Selbst in den unrealistischen Fantasien stecken persönliche Wünsche oder Bedürfnisse, die es wahrzunehmen gilt. Im Anschluss können Sie dann Ihre Ideen mit der nächsten Übung noch vertiefen.

Übung: Meine drei Leben

Stellen Sie sich vor, dass Sie sich, beginnend mit dem heutigen Tag, drei verschiedene Lebensverläufe ausdenken könnten. Wie würden diese aussehen? Führen Sie auch diese Übung schriftlich aus, indem Sie sich drei verschiedene Blätter nehmen und sich konkret überlegen, wie diese unterschiedlichen Leben für Sie aussehen könnten. Wie realistisch Sie dabei sein möchten, bleibt Ihnen überlassen. Sie können z. B. einen wahrscheinlichen, einen gewagteren und einen ganz abenteuerlichen Lebensweg beschreiben. Spüren Sie dabei gut nach, wie es Ihnen beim Schreiben dieser drei Varianten geht.

Sie können Ihre Lebensentwürfe auch anhand konkreter Fragestellungen in Ihrem tatsächlichen Leben entwickeln. Wenn Sie z. B. über einen Umzug nachdenken, dann spielen Sie doch einmal gedanklich drei unterschiedliche Varianten durch: Sie ziehen von der Stadt aufs Land (oder umgekehrt), Sie wandern in ein anderes Land aus, und Sie ziehen mit anderen zusammen.

So können Sie auch verschiedene Berufswege oder andere das Leben beeinflussende Faktoren in fiktiven Lebensentwürfen durchspielen. Sie werden vielleicht feststellen, dass Sie sich in manchen Lebensvarianten sehr gut sehen können und dass es Ihnen ganz leicht fällt, die Bilder dazu zu beschreiben. Bei anderen spüren Sie hingegen Ihren inneren Zensor, der ständig so etwas zetert wie: „Das ist ja wohl Unfug, das willst du doch nicht wirklich, oder?" Werden Sie bei solchen inneren Einwürfen besonders aufmerksam, und schauen Sie genau hin, denn dort können sich tiefe Wünsche verbergen, die Sie sich nicht einmal zu denken erlauben.

Der Kopf spricht, der Bauch fühlt

Das Ziel dieser klassischen Zukunftsschreibübungen ist, dass Sie ein klares Bild davon bekommen, was Sie sich noch im Leben wünschen. Denn nur wenn Ihnen das bewusst ist, können Sie es auch angehen. Sicher lassen sich nicht alle Ziele erreichen, aber doch einige.

Die bisher vorgestellten Übungen haben aber aus meiner Sicht ein Manko: Sie sprechen vor allem unseren Verstand an, der sich dann auch sofort fleißig daran macht, sie zu bearbeiten. Jeder von uns hat viele Vorstellungen davon, wie ein „gutes Leben" aussieht, und wir wissen auch, in welchen Bereichen wir mit unserem tatsächlichen Leben davon abweichen. So stehen z.B. in dem Artikel aus der ersten Übung oft Erfolgsberichte, und die Trauerreden berichten von all den tollen Dingen, die wir vollbracht haben. Erfolge und Anerkennung sind aber nur ein kleiner Teil eines erfüllten Lebens.

Während Sie also bisher vor allem Ihren Kopf haben sprechen lassen, widmen wir uns nun noch den Bauchgefühlen. Die sind meist viel schwerer zu fassen, haben aber einen ganz erheblichen Einfluss auf unsere Lebensgestaltung. Schreibend können Sie sich ganz behutsam dem nähern, was neben Ihrem klugen Kopf noch Gehör finden sollte, wenn es um Ihre Zukunft geht. Lassen Sie Ihren Bauch zu Wort kommen, denn er ist in Kontakt mit Bedürfnissen, von denen unser Kopf eher wenig wissen will.

Was brauche ich eigentlich?

Die meisten Menschen können eine ganze Reihe von Wünschen oder Zielen benennen, die sie sich gerne erfüllen oder die sie erreichen wollen. Die wenigsten aber wagen sich daran, zu den Wurzeln ihrer Wünsche und Zielsetzungen vorzudringen. Unsere Wünsche werden sehr häufig aus „Löchern“ gespeist, die tief in uns sind, wie z. B. unerfüllte Bedürfnisse, nicht gelebte Leidenschaften, selbst auferlegte Verzichte. Wir sind uns oft gar nicht bewusst, dass wir ganz Wesentliches in uns dauerhaft nicht befriedigen, weil daran zu rühren Veränderungen anstoßen könnten, vor denen wir uns fürchten. So aber bleiben wir dauerhaft hungrig, denn die Ziele, die wir uns setzen, und die Wünsche, die wir uns erfüllen, befriedigen zwar gewisse Anteile in uns, können aber nicht die besagten „Löcher“ stopfen. Und das liegt eben oft daran, dass wir uns dieser „Löcher“ nicht bewusst sind und so oft gar nicht wissen, was wir wirklich brauchen.

Es geht also darum, den eigenen Bedürfnissen auf die Spur zu kommen. Genau das ist jedoch nicht einfach, denn unsere Bedürftigkeit macht uns sehr verletzlich. Jedes Kind macht die Erfahrung, dass nicht all seine Bedürfnisse erfüllt werden, und wir lernen auf ganz unterschiedliche Weise damit umzugehen. Manch einer beschließt vielleicht, sich ohne Rücksicht auf Verluste das zu nehmen, was er braucht, ein anderer entscheidet hingegen, gar nichts mehr zu wollen, damit es nicht mehr wehtut, wenn man nicht bekommt, was man möchte. Und zwischen diesen Extremen liegen unendlich viele Spielarten, wie wir mit unseren Bedürfnissen umgehen.

Tatsächlich wissen viele Menschen nicht einmal, dass sie unbefriedigte Bedürfnisse in sich haben, so sehr haben sie diese verdrängt. Solange wir aber nicht wenigsten ein bisschen Kontakt zu dem haben, was uns ganz tief in uns fehlt, werden alle Überlegungen in Bezug auf Wünsche und Ziele oberflächlich bleiben.

Übung: Was macht mich satt?

Schreiben Sie einmal in die Mitte eines großen Blatt Papiers die Frage:

„Was macht mich satt?"

Sammeln Sie dann alle Wörter, alle Sätze und Gedanken, die Ihnen in den Sinn kommen, wie bei einer freien Assoziation. Zu Beginn werden Sie vielleicht an Nahrungsmittel denken. Notieren Sie diese auf jeden Fall (auch wenn es hier um etwas anderes geht). Alles, was Sie in sich zensieren oder unterdrücken, hemmt den Schreibfluss.

Wichtig: Nehmen Sie sich für diese Übung bitte etwas mehr Zeit und vor allem auch Ruhe. Vielleicht hilft Ihnen auch Musik, die Sie fühlen lässt.

Es kann gut sein, dass Sie mit dieser Übung in Kontakt mit einen tiefen Schmerz in sich kommen. Haben Sie davor bitte keine Angst. Dieser Schmerz kommt daher, dass wir uns unsere tiefsten Bedürfnisse oft selbst nicht erlauben. Wenn wir daran rühren, spüren wir, dass wir uns sehr von uns selbst entfernt haben. Versuchen Sie, diesen Schmerz anzunehmen und zu umarmen, denn dieser Schmerz sind Sie selbst. Ihn zu spüren, ermöglicht Ihnen, in kleinen Schritten immer besser für sich selbst zu sorgen.

Beispiel

Ich konnte mir die Frage, was mich satt macht, erst zu einem Zeitpunkt stellen, an dem all das, was ich mir geschaffen hatte, zerbrach. Zuvor war ich viel zu sehr damit beschäftigt gewesen, das Bestehende zu halten – denn das war es doch, was ich wollte! Nichts davon wollte ich verlieren, obwohl die Ahnung, dass es in mir Löcher gab, die immer gewaltiger und drängender wurden. Das Leben nahm mir dann die Entscheidung ab, indem es mich kräftig schubste. Als dann das, was ich aufgebaut hatte, nicht mehr da war, nahm ich überhaupt erst wahr, wie ausgehungert ich gewesen war. Ich fand eine ganze Reihe von unerfüllten Bedürfnissen, und es erschütterte mich, wie schlecht ich zuvor für mich gesorgt hatte. Ich hatte mir wundervolle Dinge wie Nähe, Zärtlichkeit und Liebe versagt, weil ich mir ein Leben aufgebaut hatte, in dem das so nicht zu verwirklichen war. Ich hatte den Fokus vor allem auf Sicherheit, Anerkennung, Kontrolle und Erfolg gelegt und damit zwar auch Wünsche und Ziele erfüllt, aber nicht die, die mich nährten. Ich hatte sehr viel, aber nur wenig davon tat mir wirklich gut.

Solche Erkenntnisse können hart sein, aber erst das bringt uns weiter im Hinblick darauf, uns selbst und unseren eigenen Weg zu finden und zu gehen.

Mit der nächsten Übung gehen wir noch einmal an die Frage, was Sie wollen. Auf der Grundlage der eben beschriebenen Übung wird nun jedoch auch Ihr Bauch mitschreiben und Sie herausfinden lassen, was Sie *wirklich* wollen.

Übung: Was will ich wirklich?

Herauszufinden, was man wirklich will, kann eine der schwierigsten Aufgaben unseres Lebens sein, weil wir oft den Kontakt zu unserer Bedürftigkeit verloren haben und uns an sie auch kaum heranwagen.

Daneben ist aber unser eigenes Wollen auch häufig überlagert, z. B. von dem, was andere für uns oder von uns erwarten, von Bedenken und Ängsten, von realen oder eingebildeten Beschränkungen, von Glaubenssätzen und vielem mehr. „Ich würde ja gerne mehr reisen, aber ich kann nicht, weil ich zu wenig Geld habe, nicht weg kann, ich meinen Garten nicht allein lassen kann …“ – sicher kennen Sie solche Sätze auch von sich, oder?

Herauszufinden, was man wirklich will, hat viel damit zu tun, sich *wertfrei* auf sich selbst einzulassen und in sich hinein zu spüren. Unser Kopf kann meist mit vielen Zielen aufwarten. Sie alle klingen toll und erstrebenswert. Unser Bauch wünscht sich jedoch oft ganz anderes. Hier finden Sie einige Fragen, die es sich lohnt, schriftlich zu beantworten, und das ruhig wiederholt. Notieren Sie alles, was Ihnen spontan zu den Fragen einfällt (Sätze, Stichworte, Bilder usw.) Nehmen Sie sich für jede Frage ausreichend Zeit.

- Wovon ich schon lange träume:
- Was ich mir wünschen würde, wenn ich drei Wünsche frei hätte:
- Was ich machen würde, wenn das niemanden enttäuschen oder verletzen würde:
- Was ich am liebsten noch lernen würde:
- Was ich machen würde, wenn ich sicher sein könnte, dass ich nicht scheitere:
- Was ich mit zwei Stunden Extrazeit täglich tun würde:
- Was ich machen würde, wenn ich eine halbe Million Euro gewinnen würde:
- Was ich machen würde, wenn ich zehn Millionen Euro gewinnen würde:
- Was ich tun würde, wenn ich wüsste, dass ich nur noch drei Monate zu leben habe:

Diese Fragen sind in der Regel nicht in fünf Minuten zu beantworten, weil wir sie auch in uns wirken lassen sollten.

Tipp: Sie können sich solche Fragen auf kleine Zettel schreiben und diese an verschiedene Stellen im Haus legen oder aufhängen, auf die Ihr Blick immer wieder fällt. Sie können sich auch eine der Fragen mit auf einen Spaziergang nehmen und in der Natur nach Antworten suchen. Vielleicht schreiben Sie an mehreren Tagen hintereinander Ihre Antworten dazu auf und schauen sich dann später an, was alles zusammengekommen ist.

Zukunft nicht nur planen, sondern auch fühlen

Wenn wir erkennen, was uns wirklich fehlt, ist es wichtig, handlungsfähig zu bleiben. Denn es ist extrem schmerzhaft und führt zu nichts, wenn man das Gefühl hat, bisher alles falsch gemacht und damit versäumt zu haben, wirklich das eigene Leben zu leben.

Meiner Erfahrung nach ist es vor allem unser Verstand, der hadert, nicht aber unser Gefühl. All das, was hinter Ihnen liegt, hat Sie zu der Person gemacht, die Sie heute sind, und es ist genau richtig, dieser Mensch zu sein. Hadern Sie also nicht und bereuen Sie nicht, sondern nehmen Sie sich selbst liebevoll an und laden Sie sich immer wieder dazu ein, sich selbst zu fühlen. Auf der Grundlage von Selbstmitgefühl werden Sie ganz andere Schritte in Richtung Zukunft tun. Intuitive Schreibmethoden können dabei sehr hilfreich sein.

Übung: Morgen ...

Nutzen Sie zunächst noch einmal die Methode der Satzvervollständigungen, die Sie bereits kennengelernt haben. Wählen Sie für einen Übungsdurchgang immer ein- und denselben Satzanfang, den Sie dann für mindestens 10 Minuten immer wieder vervollständigen. Hören

Sie nicht zu früh auf, sondern bleiben Sie dran, auch wenn Ihnen nichts mehr einzufallen scheint. Und wie immer gilt: bitte nichts zensieren!

Wählen Sie für diese Übung zunächst einen der folgenden Satzanfänge aus:

- Morgen könnte ich ...
- Im nächsten Jahr werde ich ...
- Meine Zukunft ist ...
- Ich werde später einmal ...
- Wenn ich alt bin ...
- Wenn ich sterben muss ...

Sie können sich natürlich nach und nach auch die anderen Satzanfänge vornehmen, aber pro Durchgang sollten Sie bei einem Satzanfang bleiben. Wenn Sie springen, dann vermindert das die Wirkung der Übung, da Ihr Verstand sich weiter einschalten kann. Je sturer Sie immer wieder denselben Satzanfang schreiben und vervollständigen, desto wirkungsvoller ist die Übung.

Übung: Buchstabenanfänge

Auch ein spielerischer Zugang zum Thema Zukunft kann Ihnen neue Erkenntnisse schenken, wie z.B. die schon weiter oben vorgestellten Buchstabenanfänge: Schreiben Sie dazu ein Wort in seinen einzelnen Buchstaben untereinander und sammeln Sie zu diesen Begriffe. Vielleicht möchten Sie auch schon ganze Zeilen formulieren, je nachdem, wie es gerade fließt.

Der Sinn dieser Übung besteht darin, den Verstand zu umgehen, um zu schauen, was sich dann zeigt. Bei manchen Begriffen werden Sie sehr intensiv spüren, dass es Schlüsselwörter zum Ausgangsthema sind.

Beispiele

M – Möglichkeiten, Macht, Müssen, mögen
O – Oh!, Ohne mich, Ordnung, offen
R – Richtung, richtig, rege, reagieren, Ruhe
G – Garantien, Großes, geben
E – Energie, Ende, Erreichbares
N – Neugier, Nächte

Bei diesem Beispiel waren für mich die Wörter „Möglichkeiten", „Müssen" und „Neugier" besonders bedeutungsvoll. Damit kann man nun weiterarbeiten, indem man auch dazu Fragen stellt, z. B.:

- Was sind meine Möglichkeiten?
- Nutze ich meine Möglichkeiten?
- Wie geht es mir mit meinen Möglichkeiten?

Ein spontanes Buchstabengedicht zum Thema sah dann so aus:

Z u oft
U ndenkbar.
K eine Entfaltung,
U nterlassene Freiheit
N ur Angst.
F inde ich den Weg
T rotzdem?

Es zeigt sehr deutlich das Ringen mit den Möglichkeiten der Zukunft und fordert geradezu dazu auf, sich hier eingehender damit zu befassen, wodurch und warum man sich selbst ausbremst. Das Stichwort könnte hier „Entfaltung" sein und dann wäre eine freie Assoziation zu der Frage möglich:

Wie kann ich mich entfalten?
Oder noch mutiger:
Was heißt Freiheit für mich?

Dies ist nur ein Beispiel, das meine persönlichen Themen zu diesen Fragen aufzeigt. Für Sie wird die Reise, auf die Sie mit den Übungen gehen, ganz anders aussehen.

Zum Abschluss des Kapitels „Ausblicke“ habe ich nun noch die wohl berühmteste aller Zukunftsschreibübungen für Sie.

Übung: Die Bucketlist

Die bekannteste Übung zum Thema „Zukunft“ dürfte die sogenannte „Löffelliste“ (englisch „Bucketlist“) sein. Löffelliste deshalb, weil man hier all die Dinge notieren soll, die man unbedingt noch tun oder erreichen möchte, bevor man, etwas flapsig formuliert, den Löffel abgibt, also stirbt (im Englischen heißt die Redewendung ebenso flapsig „to kick the bucket“, deshalb „Bucketlist“). Und dann gilt es, sie Punkt für Punkt abzuarbeiten.

Eine solche Liste kann ein sehr mächtiges Instrument sein, vorausgesetzt, man wagt sich wirklich an den Gedanken der eigenen Sterblichkeit heran. Eine solche Liste zu erstellen ist nämlich gar nicht so lustig, wie es vielleicht klingt. Wer wagt es schon, sich wirklich klar zu machen, dass dieses Leben hier irgendwann vorbei ist und dass sich dann nichts mehr umsetzen lässt von dem, was wir so gerne auf irgendwann später verschieben. Und wer wagt es, Dinge aufzuschreiben, an die er sich bisher nicht herantraute?

Auf Ihrer „Löffelliste“ sollten nur Dinge stehen, die Ihnen tatsächlich wichtig sind und nichts, was gerade

„in“ ist oder was andere meinen, dass „man“ es noch tun sollte. Es geht hier nur um Sie und das, was Sie sich wünschen. Selbst wenn Sie auf dieser Liste natürlich ebenso nette und lustige Dinge notieren können, die Sie noch angehen wollen, so sollten Sie Ihre „Löffelliste“ unbedingt ernst nehmen. Denn sie kommt einem Versprechen gleich, das Sie sich selbst geben. Und Sie wissen ja: Versprechen muss man halten, auch sich selbst gegenüber.

Hier einige meiner ganz persönlichen Punkte auf meiner „Bucketlist“:

- eine Weltreise machen
- ein Instrument lernen
- einen Roman veröffentlichen
- wieder eine Katze haben
- einmal zur Tulpenblüte nach Holland

Na, sind Sie mutig genug, eine solche „Löffelliste“ zu schreiben? Dann legen Sie am besten gleich los!

Und wie geht es weiter?

Wenn Sie alle Übungen in diesem Buch durcharbeiten und immer mehr ins Schreiben kommen, werden Sie wahrscheinlich viele Texte produzieren. Blatt um Blatt, Blankobuch um Blankobuch, Datei um Datei werden Sie füllen – und sich vielleicht fragen, was Sie denn mit all den beschriebenen Seiten eigentlich anfangen sollen?

Wie weiter oben schon gesagt, ist der Großteil der Texte, die Sie im Rahmen der vorgestellten Übungen schreiben, nur für Sie allein gedacht. Es sind Ihre Erkenntnisse, Ihre Erinnerungen und Ihre Reflexionen. Sie sind nicht für andere Augen bestimmt, sondern stellen Ihren ganz persönlichen Schatz dar, den Sie entweder an einem besonderen Platz aufbewahren können oder den Sie auch immer wieder aufs Neue für sich durcharbeiten oder neu zusammenstellen können, wenn Sie sich selbst begegnen möchten.

Die Sammlung meines Lebens

Sie können die Texte aufheben, um später immer wieder einmal hineinzuschauen. Vielleicht richten Sie sich dafür eine besondere (Schatz-)Kiste ein, die Sie abschließen können, damit Ihre Schätze sicher vor neugierigen Blicken anderer sind.

Manchmal finde ich durch Zufall alte Texte von mir und bin oft tief berührt von dem, was ich geschrieben habe. Einerseits, weil ich mich dann genau an die Phase erinnern kann, in der ich damals steckte, andererseits auch, weil ich vielleicht schon vor langer Zeit etwas erkannt habe, das ich bis heute noch nicht gelöst habe. Hin und wieder habe ich auch schon ganz gezielt in alten Tage- oder „Denkbüchern“ nach Themen oder Phasen gesucht, an die ich mich nicht mehr richtig erinnern konnte.

Seine eigenen Texte zu lesen ist so ähnlich, wie Fotos von früher anzuschauen – eine Quelle der Erinnerungen, eine Begegnung mit einem Ich aus früheren Zeiten.

Loslassen und Ballast abwerfen

Manchmal kann es aber auch wichtig sein, sich bewusst von Texten zu trennen, zum Beispiel, Briefe, die man aus einer Wut oder Enttäuschung heraus verfasst hat, rituell zu verbrennen und damit symbolisch auch die Wut und die verletzten Gefühle loszulassen.

Ich habe vor einiger Zeit einen sehr krassen Schritt gemacht und eine große Anzahl alter Tagebücher verbrannt. Ich hatte sie in einer sehr schwierigen Zeit zur Hand genommen und beim Lesen mit Erschrecken festgestellt, wie lange ich mich mit einer Lebenssituation abgefunden hatte, obwohl ich unglücklich gewesen war. Ich las all die Einträge über den Schmerz und die Hoffnung, dass sich irgendwann alles bessern würde, ohne dass es das je getan hat. Mit jeder Seite und jedem weiteren Buch wuchs meine Bestürzung über das, was ich mir selbst angetan hatte. Und irgendwann reichte es mir einfach. Ich nahm die Bücher und zündete sie an. Sie wirklich in Brand zu stecken, war schwieriger als gedacht, und die Energie, die ich aufwenden musste, um die Tagebücher zu vernichten, entsprach dem Frust und der Wut, die ich spürte. Am Ende war ich vollkommen erschöpft, aber auch auf eine kraftvolle Art befreit. Und ich schwor mir hoch und heilig, dass ich nie wieder Grund haben würde, solche Einträge in ein Tagebuch zu schreiben.

Natürlich möchte ich nicht ausdrücklich zu einer so heftigen Maßnahme raten, gerade weil verlorene Tagebücher eine sehr traurige Angelegenheit sein können. Bei mir aber war dieser Akt ein Befreiungsschlag und ich habe es bis heute nicht bereut.

Oder auch mehr daraus machen

Eine dritte Möglichkeit ist, mehr aus den eigenen Texten zu machen und sie anderen zu zeigen – und seien es nur Verwandte und Freunde, um sie am eigenen Erleben, Fühlen und Denken teilhaben zu lassen. Vielleicht möchten Sie aber auch Ihre Texte für ein größeres Publikum aufbereiten. Dann finden Sie im nächsten Kapitel dazu Anregungen und Tipps.

Vom Schreiben für mich zum Schreiben für andere

„Ein jeder Mensch hat seine Geschichte,
die es wert ist, gekannt zu sein."
Friedrich M. von Klinger

Wer Freude am Schreiben über sich selbst findet, fragt sich oft irgendwann, ob sich nicht auch ein Buch aus den Texten machen ließe, vor allem dann, wenn man feststellt, dass man wirklich etwas zu erzählen hat.

Der Schwerpunkt dieses Buches, das Sie gerade in Händen halten, liegt auf dem Schreiben für sich selbst, widmet sich also dem Schreiben zur Selbsterkenntnis, zur Verarbeitung von Erlebtem und für einen kreativen Selbstausdruck. Ihnen hier auch eine Anleitung zu liefern, wie man eine „richtige" Autobiografie verfasst, sprengt deshalb den Rahmen. Da aber beim Schreiben über sich selbst sehr häufig auch der Wunsch nach einer Veröffentlichung auftaucht, möchte ich Ihnen dennoch einige Tipps und Anregungen zu einem solchen Projekt geben.

Was ist mein Ziel?

Zunächst sollten Sie sich über Ihre Motivation klar werden, warum Sie Ihre Lebensgeschichte veröffentlichen wollen. Gehen Sie dazu den folgenden Fragen nach:

- Warum möchten Sie, dass Ihre Texte gelesen werden?
- Wen möchten Sie damit erreichen?
- Möchten Sie Geld mit der Veröffentlichung verdienen?

Wenn Sie Ihre Lebensgeschichte z. B. nur für einen kleinen Kreis zugänglich machen wollen, braucht es weniger professionellen Aufwand, als wenn Sie auf eine Verlagsveröffentlichung oder gar einen Bestseller abzielen. Eines aber ist in jedem Fall unerlässlich: Ihre Texte nun auch kritisch zu durchleuchten.

Was jetzt dazukommt: die Bewertung

In dem Moment, in dem Sie für andere Menschen schreiben wollen, kommen Sie um eine Sache nicht mehr herum, die ich ganz bewusst aus all den anderen Kapiteln zuvor herausgehalten habe: um die selbstkritische Bewertung Ihrer Texte.

Wenn Sie nur für sich selbst schreiben, ist es vollkommen unerheblich, wie Sie schreiben, in welcher Tonart oder mit wie vielen Fehlern. Wenn Sie von anderen gelesen werden wollen, geht es jedoch darum, möglichst gut zu schreiben – und das betrifft sowohl das Konzept Ihres Buches als auch Ausdruck und Stil.

Warum? Weil Sie nur dann gelesen werden, wenn es sich lohnt (ausgenommen davon sind Ihre nächsten Verwandten und Freunde). Sie wissen selbst, was Sie mit schlechten Büchern oder langweiligen Filmen tun, oder? Und genau das sollte Ihrem Buch nicht passieren.

Daher ist es wichtig, sich auch hier zuvor einige Fragen zu beantworten:

- Welches Ziel verfolge ich mit meinen Texten?
- Möchte ich unterhalten oder möchte ich Erkenntnisse vermitteln?
- Wie finde ich ein schlüssiges Konzept?
- Liest sich mein Text flüssig?
- Ist mein Stil angenehm zu lesen?
- Ist verständlich, was ich schreibe?
- Ist mein Text interessant genug für eine breite Öffentlichkeit?
- Habe ich eine gute Idee / ein gutes Konzept?
- Wie hebe ich mich von anderen Büchern mit ähnlichem Thema ab?

Ich finde: Wenn ich für andere Menschen schreibe, dann muss ich es so tun, dass meine Texte gut lesbar und zumindest in einem gewissen Grad professionell genug sind (und spätestens, wenn Sie Ihr Manuskript an einen Verlag senden, wird es genau darauf geprüft werden). Ein stimmiges Grundkonzept gehört für mich zwingend dazu.

Der erste Schritt: einen Überblick bekommen

Unabhängig davon, ob Sie für Ihre Autobiografie tatsächlich schon einige Texte geschrieben haben oder ob Sie erst am Anfang stehen, zunächst steht an, sich einen Überblick über Ihre Lebensgeschichte zu verschaffen, um dann ein Konzept dafür zu entwickeln, wie Sie sie erzählen möchten. Dazu gibt es eine sehr gute Technik, die sowohl zur kreativen Ideenfindung als auch zur Ordnung von Informationen genutzt werden kann: das Mind Mapping nach Tony Buzan.

Übung: Mein Leben als Mind Map

Das Mind Mapping ist eine exzellente Möglichkeit, selbst sehr komplexe Themen in eine Struktur zu bringen. Diese Methode entspricht der Art, wie unser Gehirn Informationen verarbeitet, weshalb die meisten Menschen leicht Zugang dazu finden und sehr intuitiv mit ihr arbeiten können.

Eine Mind Map, also eine Gedankenkarte zu erstellen, ist nicht schwer: Sie nehmen ein möglichst großes Blatt Papier und verschiedenfarbige Stifte zur Hand. Sie können natürlich auch einfarbige Mind Maps erstellen, aber durch die Farben ist es einfacher, verschiedene Themenbereiche zu kennzeichnen oder besonders Wichtiges herauszuheben. Farben machen auch einfach Spaß, fördern die Kreativität und eine eher spielerische Herangehensweise.

Schreiben Sie nun das Thema, um das es geht, in die Mitte des Blatts und zeichnen Sie einen Kreis oder ein Kästchen darum. Dieses Wort ist der Ausgangspunkt für Ihre Sammlung:

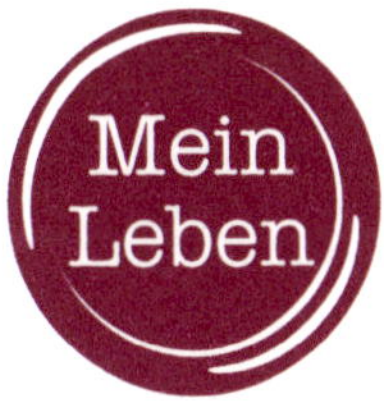
Mein
Leben

Nun ziehen Sie vom Ausgangswort ausgehend einige „Arme“. Diese „Arme“ stellen die Unterthemen dar. Welche Sie wählen, ist abhängig vom Thema und der Ausrichtung Ihres Buches. Sie können z. B. eher Ihren Werdegang als Aufhänger nutzen, dann würden Sie vielleicht eine solche Unterteilung vornehmen:

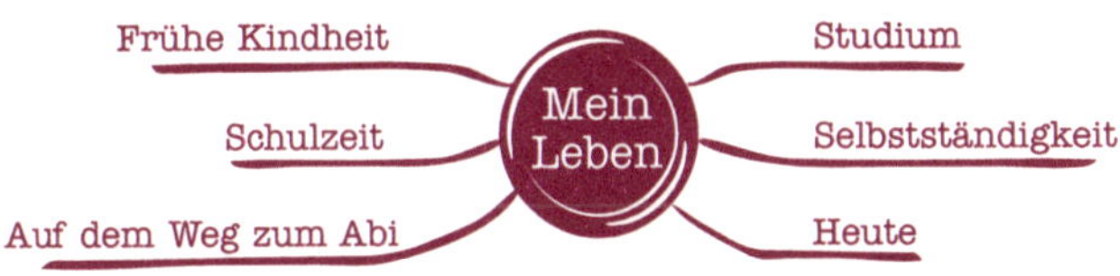
Frühe Kindheit
Schulzeit
Auf dem Weg zum Abi
Mein Leben
Studium
Selbstständigkeit
Heute

Oder Sie setzen andere Schwerpunkte, wie z. B. Orte, an denen Sie gelebt haben:

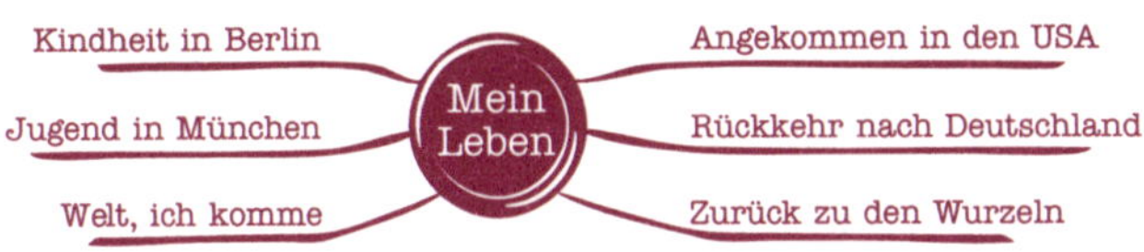

Zu jedem dieser Unterthemen sammeln Sie nun weitere Unterthemen und gegebenenfalls auch zu diesen Unterpunkten wieder weitere Unterpunkte – Sie gliedern also Ihr Thema sinnvoll auf. Hier ein Beispiel:

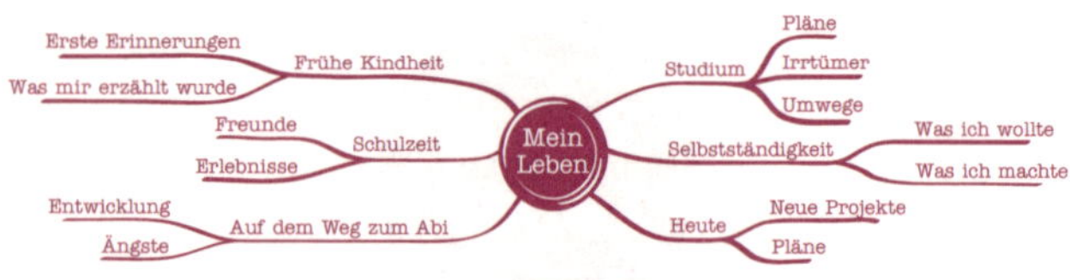

Auf diese Weise können Sie erst einmal alles, was Ihnen zu einem Thema in den Sinn kommt, in eine erste Ordnung bringen. Es ist dabei nicht wichtig, ob diese Struktur schon vollkommen stimmig ist. Es geht zunächst allein darum, alles zu sammeln und vorzusortieren. Nach und nach wird Ihnen immer klarer werden, wie sich Ihr Thema, wie sich die Informationen auf die bestmögliche Art strukturieren lassen.

Die nächsten Schritte bestimmen

Die nächsten Schritte finden sich meist ganz von selbst:

- Sie stellen z. B. fest, dass Sie verschiedene Unter-Mind-Maps brauchen, um Ihr komplexes Leben noch klarer zu strukturieren.
- Sie finden offene Fragen, die Sie gleich als solche kennzeichnen können, um die Antworten zu suchen oder auch fehlende Informationen zu recherchieren.
- Sie erkennen Löcher, also Bereiche, in denen Ihnen noch Inhalte fehlen.
- Sie stoßen auf Themen, die Ihnen noch nicht bewusst waren, in die Sie sich mehr vertiefen wollen.
- Sie erkennen Zusammenhänge, die Sie dann in Ihrer Lebensgeschichte darstellen wollen.

- Sie kommen vielleicht auf ganz neue Ideen, Ihre Lebensgeschichte zu erzählen.

Mithilfe von Mind Maps können Sie nach und nach ein stimmiges Konzept für Ihre Autobiografie entwickeln. Die Struktur so visuell aufbereitet zu haben, hilft ganz entscheidend dabei, den roten Faden nicht zu verlieren und konsequent daran zu arbeiten, das Gerüst mit Inhalt zu füllen. Ich arbeite für alle meine Bücher in der Anfangsphase mit Mind Maps.

Von der Sammlung zum Konzept

Die große Leitlinie bei einer Autobiografie ist in der Regel die Zeit, also der chronische Ablauf. Viele Lebensgeschichten werden dementsprechend von vorne nach hinten erzählt, also beginnend mit der Kindheit und endend an dem Punkt, an dem der Autobiograf gerade steht (meist eher am Ende seines Lebens). Eine solch klassische Lebensschilderung ist aber nur eine Möglichkeit, über das eigene Leben zu schreiben.

Eine andere Möglichkeit ist, nur über eine Phase Ihres Lebens zu schreiben, z.B. über eine besonders wichtige, aufwühlende oder aus dem Rahmen fallende. Es gibt viele Bücher, in denen die Autoren über eine besondere Reise, die Bewältigung einer Krise oder die Erlebnisse in einer bestimmten Lebensphase schreiben.

Eine weitere Spielart sind autobiografische Kurzgeschichten, in denen einzelne Aspekte des eigenen Lebens beleuchtet werden können. Denkbar ist auch, eine Art Lesebuch des eigenen Lebens zu erstellen, in dem sich dann längere und kürzere Texte finden, vielleicht auch Gedichte, Briefe, Fotos, Erinnerungsstücke und dergleichen mehr. Sie sehen, auch hier öffnet sich wieder eine Vielzahl an Möglichkeiten, in ganz unterschiedlicher Weise über sich selbst zu schreiben.

Hilfreich ist es, wenn Sie von Beginn an einen roten Faden finden, anhand dessen Sie Ihre Texte sortieren oder Ihre Autobiografie neu schreiben können. Um diesen zu finden, können Sie die folgende Übung nutzen.

Übung: Ein Motto für mein Leben

Überlegen Sie einmal, ob Sie ein Motto für Ihr Leben formulieren können. Dabei helfen die folgenden Fragen:

- Gibt es etwas, das sich wie ein Leitmotiv durch mein Leben zieht? Eine wiederkehrende Herausforderung, ein beherrschendes Thema, eine besondere Leidenschaft?
- Fällt mir ein Sprichwort ein, das mein Leben beschreiben könnte?
- Gibt es ein Symbol, Gleichnis oder ein Bild, das mein Leben auf den Punkt bringt?
- Fällt mir ein Film- oder Buchtitel ein oder der Name eines Songs, der wie eine Überschrift über mein Leben passen würde?

Es geht hier um die Quintessenz Ihres Lebens – also um das, was Sie im Kern über sich zu erzählen haben. Beim literarischen Schreiben wird das auch als „Prämisse" bezeichnet oder mit anderen Worten: Es geht um Ihre „Story".

Wozu Ihre Lebensgeschichte so etwas braucht? Damit aus ihr ein gutes Buch wird, das auch gerne gelesen wird. Denn wenn Sie Ihre Geschichte veröffentlichen möchten, geht es ja nicht mehr nur darum, was Ihnen gefällt oder was Sie ausdrücken möchten, sondern nun ist der Blick auf Ihr potenzielles Lesepublikum entscheidend. Daher ist es nun wichtig, nicht mehr einfach nur irgendwie zu schreiben, sondern eben auch möglichst gute Texte zu verfassen.

Texte feilen – wenn Schreiben zur Arbeit wird

Ganz zu Beginn schrieb ich, dass jeder Schreiben kann – für sich selbst. Nicht jeder kann aber wirklich interessant für andere schreiben. Denn dann geht es um Dinge wie Ausdrucksvermögen, Konzeptfähigkeit, Schreibstil und dergleichen mehr. All das kann man lernen, aber man sollte sich eben darüber bewusst sein, dass es den wenigstens von uns in die Wiege gelegt wurde, mal eben ein gutes Buch zu schreiben.

Die Überarbeitung von Texten mit dem Ziel, sie für eine Veröffentlichung vorzubereiten, ist harte Arbeit. Während für das Schreiben für sich selbst weder Wissen noch Können erforderlich ist, sollten Sie nun wissen, was Sie tun. Darüber hinaus brauchen Sie Durchhaltevermögen und vor allem viel Zeit.

Es kann sehr hilfreich sein, sich jemanden zu suchen, der Ihnen beim Überarbeiten und Feilen Ihrer Texte hilft, also z.B. einen Schreibcoach. Eine andere Variante ist, dass Sie Ihr Rohmaterial von einem professionellem Autor oder Ghostwriter aufbereiten lassen. Nur weil Sie ein Buch über Ihr Leben haben möchten, müssen Sie nicht gleich Schriftsteller werden.

Mein Leben – ein Buch

Eine Buchveröffentlichung ist der große Traum vieler schreibender Menschen. Das eigene Werk gedruckt in den Händen zu halten oder gar in einer Buchhandlung im Regal zu finden, das ist schon eine tolle Sache. Tatsache ist aber, dass Sie mit diesem Wunsch nicht allein sind. Es gibt sehr viele Menschen, die sich genau das erträumen. Das soll Sie nicht entmutigen, es muss Ihnen aber klar sein, wenn Sie über die Wahrscheinlichkeit nachdenken, Ihr Buch tatsächlich in einem Verlagsprogramm unterzubekommen. Daher sollten Sie sich auch die Frage stellen: Was erhöht die Chance, dass mein Buch gelesen wird? Hier einige mögliche Antworten:

- Ein „besonderes" Leben (interessant, ungewöhnlich, aufregend usw.) und außergewöhnliche Erlebnisse oder ungewöhnliche Ansichten.
- Ein stimmiges Konzept.
- Ein guter, flüssiger und lebendiger Schreibstil.

- Eine spannende Erzählweise.
- Humor oder dramatische Elemente.

Tipp: Wenn Sie sich selbst einmal fragen, was Sie an einem Buch fesselt und begeistert, kann das schon viele Hinweise darauf geben, wie Ihr eigenes Buch zu gestalten sein könnte.

Dann gibt es noch eine Sache zu beachten, wenn Sie tatsächlich eine Veröffentlichung Ihrer Lebensgeschichte anstreben: die Menschen, über die Sie dann auch schreiben werden.

Ein kurzer Gedanke an die anderen

„Durch eine Autobiografie verliert man gewöhnlich auch noch den Rest seiner Freunde."
Robert Neumann

So begeistert wir vielleicht selbst davon sind, unsere Geschichte als Buch zu veröffentlichen, so sollten wir auch an die Menschen denken, die in diesem Buch außer uns selbst vorkommen werden. Wer über das eigene Leben schreibt, schreibt automatisch auch über andere – Eltern und Familienangehörige, Freunde, Bekannte, Lehrer, Kollegen, Chefs und viele andere, die uns ein Stück unseres Wegs begleiteten. Nicht jeder von ihnen wird sich darüber freuen, in Ihrem Buch aufzutauchen. Wenn Sie also tatsächlich über eine Veröffentlichung in einem Verlag nachdenken, sollten Sie gut überlegen, wie Sie mit Ihrer Verantwortung in Bezug auf die Privatsphäre anderer Menschen umgehen wollen.

Sie können auf dem Standpunkt stehen, dass Sie das Recht haben, über Ihr Leben zu schreiben und damit auch über andere Menschen. Je nachdem, wie Sie das im Einzelnen tun, müssen Sie dann aber auch mit den Konsequenzen rechnen – vielleicht mit Beschwerden und Angriffen, vielleicht auch mit rechtlichen Schritten.

Sie können sich jedoch auch beim Schreiben bemühen, dass das, was Sie über andere Menschen schreiben, nicht eindeutig zuordenbar ist. Oft kann man mit Andeutungen schon sehr viel ausdrücken, ohne jeden Namen und jedes Detail klar zu benennen.

Ich persönlich würde nicht wollen, dass jemand über mich schreibt, weshalb ich auch nicht über andere Menschen schreibe. Wenn ich über Ereignisse aus meiner Vergangenheit berichte, versuche ich, alle direkten Bezüge zu vermeiden und wirklich nur über mich zu schreiben. Manche Bücher funktionieren aber nicht ohne die Nennung von Namen oder das Aufzeigen von Zusammenhängen, sodass letztlich nur für den Einzelfall entschieden werden kann, wie man mit der Frage umgehen will, wie viel man auch über andere schreiben darf oder nicht.

Mein Leben in Kurzgeschichten

Wenn ein Buch über Ihr Leben Ihr Ziel ist, dann muss es nicht zwingend eine klassische Autobiografie oder ein autobiografischer Roman sein. Es gibt noch andere Spielarten, zum Beispiel Kurzgeschichten. Ich habe einmal eine Frau gecoacht, die in sehr berührenden Kurzgeschichten von ihrem Leben in der ehemaligen DDR berichtete, und zwar von ihrer Kindheit beginnend bis heute. Sie hatte sich bestimmte Ereignisse ausgesucht, die sie gezielt als alleinstehende Kurzgeschichten aufarbeitete, sodass man die Geschichten mit Gewinn einzeln oder auch als Gesamtwerk lesen konnte.

Für ein solches Projekt sollten Sie nach einer Klammer für die Geschichten suchen oder nach einem roten Faden, der sich durch alle Erzählungen zieht, das macht das Lesen interessanter.

Das Gute an dieser Art, über sein Leben zu schreiben, ist, dass Sie erst einmal mit einer Geschichte beginnen können, ohne sich gleich einem Riesenprojekt gegenüber zu sehen, was oft entmutigt. Aber bitte beachten Sie: Kurzgeschichten sind keinesfalls einfacher zu schreiben als eine Autobiografie am Stück, ganz im Gegenteil: Eine gute Kurzgeschichte gehört schon zur hohen Kunst des Schreibens. Aber vielleicht liegt Ihnen ja genau diese Ausdrucksform, dann nutzen Sie das!

Autobiografische Lyrik

Lyrik ist sehr oft autobiografisch gefärbt, denn beim Schreiben von Gedichten schöpfen die meisten Schriftsteller tief aus ihren eigenen Erfahrungen und Gefühlen. Wenn Sie beim Durcharbeiten der Übungen in diesem Buch gemerkt haben, dass Ihnen das Schreiben von Gedichten liegt, können Sie z. B. zu verschiedenen Lebensphasen Gedichte verfassen oder in Gedichtform über die großen und kleinen Stationen in Ihrem Leben ganz eigene Geschichten erzählen.

Gedichte müssen sich übrigens nicht reimen. Natürlich können Sie das auch, aber Lyrik ist viel mehr als nur das. Sie besteht für mich vor allem aus dem Spiel mit Bildern und der reduzierten Art, sich auszudrücken. Es ist die Kunst, durch die Feinheiten und Nuancen der Sprache zwischen den Zeilen mehr zu sagen, als man auf den ersten Blick sieht. Lyrik ist eine eigene Kunstform, die tief bewegen und beim Leser viel auslösen kann.

Ein kunterbuntes Lesebuch

Noch eine Idee für Ihr Leben in Buchform ist das Erstellen eines kreativen Lesebuchs. Hier können Sie neben Fotos, Briefen und Erinnerungsstücken kurze und längere Texte über Ihr Leben schreiben, kleine Berichte, Geschichten, Gedichte und vieles mehr. Ein solches Lesebuch kann kreativ erarbeitet werden und ist als Unikat ein wertvolles Geschenk. Als Druckvorlage kann es dann auch für andere vervielfältigt werden.

Alternativen zur Buchveröffentlichung

Es gibt noch weitere Möglichkeiten, autobiografische Texte anderen Menschen zur Verfügung zu stellen. Haben Sie z. B. schon einmal darüber nachgedacht, ein Blog im Internet zu schreiben? Das ist eine feine Sache, um für ein kleines (oder durchaus auch großes) Publikum über sich selbst oder interessante Bereiche Ihres Lebens zu schreiben.

Die Bloggerszene ist in den letzten Jahren enorm gewachsen. Ein Blog zu haben, gehört im Netz schon fast zum guten Ton. Entscheidend ist aus meiner Sicht auch hier, dass Sie etwas zu erzählen haben – und das möglichst gut, denn nur so werden Sie ein Publikum begeistern können.

Wenn Sie nach Blogs im Netz suchen, werden Sie die unterschiedlichsten Spielarten finden wie z. B.:

- Reiseberichte
- Bewältigung von Krisen
- Überwindung von Krankheiten
- Bewältigung von Trennungen
- Geschichten vom Leben in verschiedenen Kulturen
- Blogs von Müttern
- Blogs von Vätern

Auch hier wird wieder deutlich, dass die Möglichkeiten, über das eigene Leben zu schreiben, unendlich vielfältig sind. Die Frage, was davon in eine (wie auch immer geartete) Öffentlichkeit gehört oder was einfach nur für einen selbst geschrieben bleiben sollte, muss dabei jeder für sich selbst beantworten.

Ich würde Ihnen dazu raten, den Schwerpunkt zunächst darauf zu legen, sich selbst schreibend zu entdecken – das allein ist ein Lebensprojekt. Lassen Sie es dann auf sich zukommen, ob sich mehr daraus entwickelt. Entscheidend ist, dass Sie dauerhaft Freude am Schreiben haben und das Schreiben und sich selbst dabei genießen können, denn nur so ist es wirklich bereichernd.

Kleines Verzeichnis der Schreibmethoden

Ich stelle Ihnen in diesem Buch eine ganze Reihe von kreativen Schreibmethoden vor. Da es sich aber nicht um ein Lehrbuch zum kreativen Schreiben handelt, habe ich den Schwerpunkt darauf gelegt, Sie vor allem inhaltlich zum Schreiben zu verlocken. In den Übungen finden Sie dann verschiedene Methoden und Techniken, die ich als inspirierend und hilfreich empfinde.

Das Gute ist: All diese Methoden können Sie zu allen Themen in diesem Buch (und auch zu allen denkbaren anderen Schreibthemen oder -projekten) nutzen und nicht nur zu der jeweiligen Übung, bei der ich Ihnen die Methode vorstelle. Damit Sie auch immer wieder schnell nachschauen können, wie die jeweilige Methode funktioniert, habe ich sie hier noch einmal aufgeführt und dazu die Seite, auf der Sie eine Anleitung dazu nachlesen können:

Literaturtipps

Es gibt einiges an Literatur zum biografischen Schreiben. Aus der Fülle habe ich eine kleine Auswahl von Buchtipps für Sie zusammengestellt.

Allen, Roberta: Literatur in 5 Minuten: ein Schnellkurs, Frankfurt a. M., 2002. ISBN 3-8615-0440-5 (Hier finden Sie die Beschreibung der Kürzestgeschichten – leider nur noch antiquarisch zu erhalten.)

Buzan, Tony: Das Mind-Map-Buch: Die beste Methode zur Steigerung Ihres geistigen Potenzials. München 2013. ISBN: 3868824413 (Tony Buzans Grundlagenwerk zu seiner Methode des Mind Mappings.)

Cameron, Julia: Der Weg des Künstlers. Ein spiritueller Pfad zur Aktivierung unserer Kreativität. München 2009. ISBN: 3426874377 (Julia Camerons Morgenseiten sind inzwischen ein Klassiker in Sachen Kreativität.)

Goldberg, Natalie: Schreiben in Cafés. Berlin 2009. ISBN: 3866710607 (Noch ein Klassiker, dieses Mal zum kreativen Schreiben.)

Rico, Gabriele L.: Garantiert schreiben lernen: Sprachliche Kreativität methodisch entwickeln – ein Intensivkurs auf der Grundlage der modernen Gehirnforschung. Reinbeck 2004. ISBN: 3499616858 (Die Methode des Clusterns wird hier ausführlich dargestellt.)

Schwidder, Stefan: Ich schreibe, also bin ich: Schritt für Schritt zur eigenen Biografie. Fuchstal 2004. ISBN 3-935977-45-X (Eine gute Anleitung für alle, die ihre Autobiografie schreiben wollen, leider auch nur noch antiquarisch zu erhalten.)

„Alles Schreiben ist autobiografisch."
M. Murray

Mit diesem Buch habe ich Sie mit auf eine Reise in wundervolle Welt genommen, die sich erschließen kann, wenn man sich auf das Abenteuer Schreiben einlässt und die ich selbst seit vielen Jahren immer wieder aufs Neue besuche.
Mehr von mir finden Sie im Internet unter www.mein-achtsames-ich.de und www.taniakonnerth.de

Ich freue mich über Ihre Rückmeldungen zu diesem Buch an meine E-Mailadresse: tk@taniakonnerth.de oder per Post an:
Tania Konnerth
Bei der Schule 1
29575 Altenmedingen OT Bohndorf